Sven-David Müller
Christiane Pfeuffer

Genussvoll essen
für die Schilddrüse

Rezepte zur Vorbeugung und
Behandlung von Beschwerden

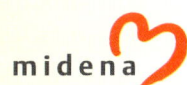

Inhalt

Vorwort

Jodmangel führt unweigerlich zur Kropfbildung. Weltweit sind laut Weltgesundheitsorganisation (WHO) 400 Millionen Menschen betroffen. Die Spitzenposition in Europa nimmt das Jodmangelgebiet Deutschland ein. 6 bis 8 Millionen Menschen leiden hier unter einem Jodmangelkropf. Jodmangel kommt teuer zu stehen. Insgesamt belasten Schilddrüsenkrankheiten das Gesundheitssystem jährlich mit 2,2 Milliarden Mark.

Der Körperbestand an Jod beträgt 10 bis 15 Milligramm. 70 bis 80 Prozent davon befinden sich in der Schilddrüse, die täglich rund 200 Mikrogramm Jod benötigt. Erhält sie zu wenig davon, vergrößert sich die Schilddrüse und eine Struma (Kropf) entsteht, um eine Mehrproduktion an Schilddrüsenhormonen zu erreichen.

Der in Deutschland vorherrschende Jodmangel muss durch eine jodreiche Ernährung unter Verwendung von Jodsalz ausgeglichen werden. Die Verwendung von Jodsalz birgt keine Risiken. Da mehr als zwei Drittel der Kochsalzmenge, die wir täglich zu uns nehmen, aus Fertiglebensmitteln und Außer-Haus-Verpflegung stammt, sollte der Verbraucher hier auf das Jodsiegel des Bundesministeriums für Gesundheit achten. Besonders für Kleinkinder, Schulkinder, Jugendliche, Schwangere und Stillende sowie Diabetiker ist eine ausreichende Jodversorgung wichtig. In der Schwangerschaft und Stillzeit ist die Einnahme von Jodtabletten notwendig.

Im Zeitalter der Arzneimittel ist die kompetente und verständliche Vermittlung von Ernährungstherapie, wie sie den Autoren des vorliegenden Buches gelingt, wichtig, da sich bei Schilddrüsenerkrankungen ärztliche Therapie und Ernährungstherapie ergänzen. Die Autoren legen ein übersichtliches, für den Laien gut verständliches und hilfreiches Buch vor. Allerdings kann es eine ärztliche Aufklärung und eine individuelle Ernährungsberatung nicht ersetzen, es stellt aber eine wichtige und gute Ergänzung dar. Ich wünsche diesem Buch daher eine große Verbreitung.

Prof. Dr. med. Hubertus Wietholtz
Direktor der Medizinischen Klinik II (Gastroenterologie und Stoffwechselkrankheiten) am Klinikum Darmstadt

Liebe Leserinnen, liebe Leser!

Im Verlauf der geologischen Entwicklung ist Jod aus dem Boden ausgeschwemmt und in die Meere transportiert worden. Daher sind in der Bundesrepublik Deutschland sowie in den angrenzenden Ländern Boden und Wasser jodarm. Das führt zu einem niedrigen Jodgehalt in Lebensmitteln und Trinkwasser und damit einhergehend zu einer weiten Verbreitung von jodmangelbedingten Schilddrüsenkrankheiten.

Als Folge von Jodmangel entwickelt sich unweigerlich ein Kropf. Jod ist ein notwendiger Bestandteil der Schilddrüsenhormone. Bei Jodmangel können diese Hormone nicht in ausreichender Menge gebildet werden, und es kommt zu erheblichen Gesundheitsstörungen und Leistungseinbußen.

Neben der Verwendung von Jodsalz und dem regelmäßigen Fischverzehr kommt der gesunden Ernährung eine große Bedeutung zu. Unser Buch vermittelt Ihnen die theoretischen Grundlagen einer »schilddrüsengesunden« Ernährung und zeigt Ihnen in einem ausführlichen Rezeptteil, wie Sie lecker und abwechslungsreich essen und jodmangelbedingten Schilddrüsenkrankheiten vorbeugen. Unser Kochbuch ist aber auch ganz auf die Belange von Schilddrüsenpatienten abgestimmt. Wir beweisen Ihnen mit unserem Kochbuch, dass schilddrüsengesunde Ernährung Spaß macht und die Speisen köstlich schmecken. Die Rezepte entsprechen selbstverständlich den Grundlagen einer gesunden Ernährung mit reichlich lebenswichtigen Vitaminen und Mineralstoffen.

Ihre ganze Familie kann und soll dabei mitessen. Daher haben wir für Sie kreative Rezepte entwickelt, die allen herrlich munden. Wir bieten Ihnen zahlreiche Informationen über die Schilddrüse und verführen Sie zum Nachkochen und Nachbacken. Guten Appetit – und lassen Sie es sich jod (= gut) gehen!

Sven-David Müller und Christiane Pfeuffer

Wir danken Herrn Martin Gorny, Diätassistent und Diabetesberater DDG der Medizinischen Klinik II (Direktor: Prof. Dr. med. Hubertus Wietholtz) am Klinikum Darmstadt, für die hilfreiche Unterstützung bei der Konzeption und Erstellung dieses Kochbuches.

VORWORT

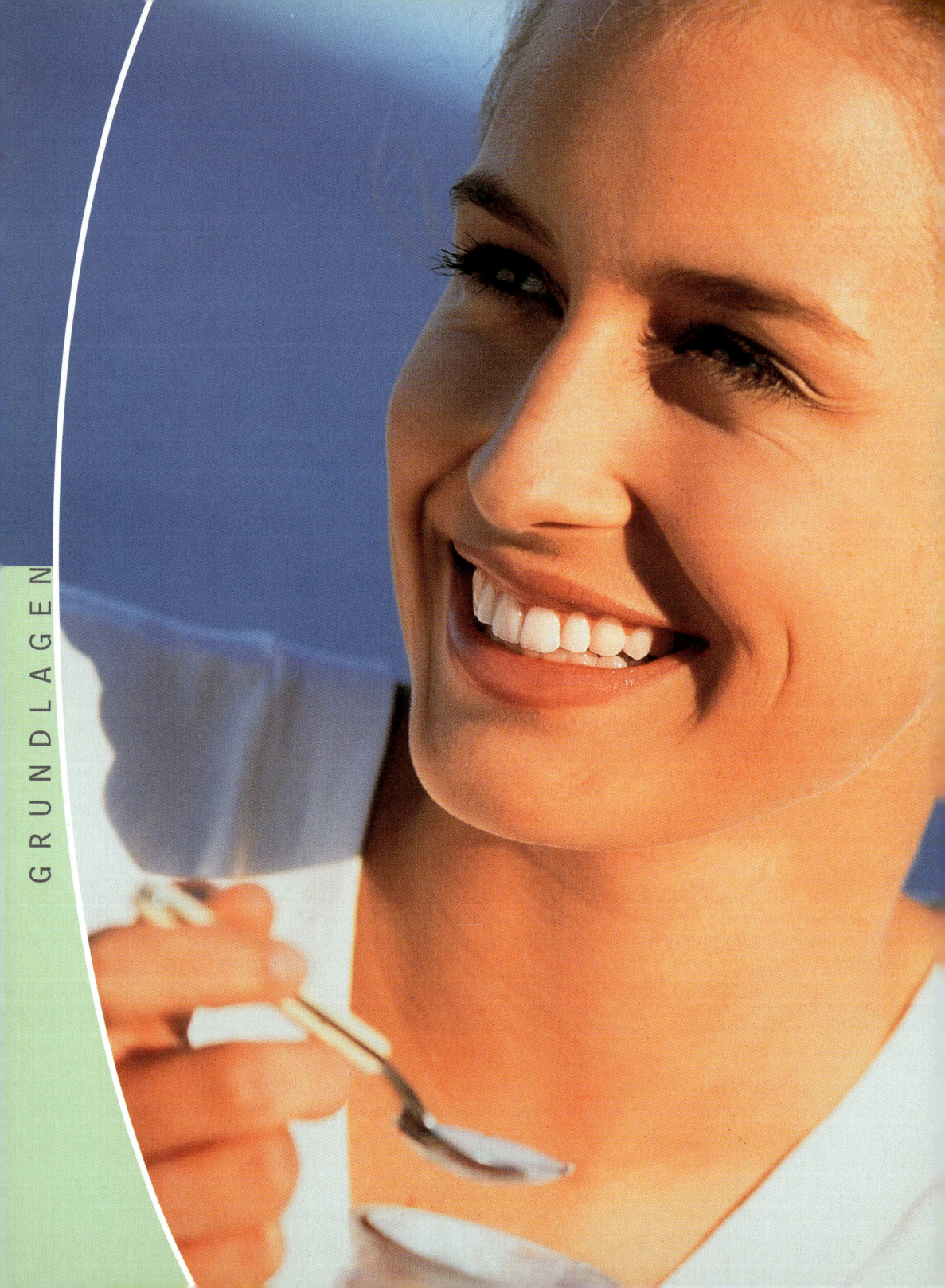

Grundlagen

Wenn Sie aktiv, leistungsfähig und attraktiv
bleiben und besonders Ihrer Schilddrüse
etwas Gutes tun wollen, dann sorgen Sie für
eine gesunde und ausgewogene Ernährung.
So sollte eine ballaststoffreiche Kost mit
viel Obst, Gemüse, Salat, Hülsenfrüchten,
Kartoffeln, Milch- und Vollkornprodukten
Ihren täglichen Speiseplan bestimmen, und
– was ganz wichtig ist – achten Sie auf
eine ausreichende Jodzufuhr in Form von
Meeresfisch und jodiertem Speisesalz.

Wenn die Schilddrüse gestört ist

Es ist vor allem Jodmangel, der zu Schilddrüsenstörungen führt, die wiederum Stoffwechselerkrankungen zur Folge haben können. An erster Stelle steht der Kropf, die Jodmangelstruma, wie der Mediziner die Vergrößerung der Schilddrüse nennt. Oft besitzt der Kropf zwar keinen Krankheitswert, kann aber zu Komplikationen führen. Suchen Sie in jedem Fall einen Arzt auf, wenn Sie einen Kropf bei sich feststellen. Das gilt ebenso für selten auftretende Funktionsstörungen der Schilddrüse, die zu gefährlichen Krisen führen können: Überfunktion oder Unterfunktion. Darüber hinaus kann die Schilddrüse Sitz einer Entzündung (z. B. Hashimoto-Thyreoiditis) oder einer bösartigen Wucherung (Schilddrüsenkrebs) sein.

Extra-Info

Prinzipiell sind Frauen häufiger von Erkrankungen der Schilddrüse betroffen als Männer.

Wunderwerk Schilddrüse

Die Schilddrüse ist ein kleines, weiches, schmetterlingsförmiges Organ, das in gesundem Zustand kaum tastbar und nicht sichtbar ist. Sie liegt dem Schildknorpel des Kehlkopfes auf – daher auch der Name! – und besitzt zwei Lappen rechts und links der Luftröhre mit jeweils einem Pol oben und unten. Diese beiden »Schmetterlingsflügel« sind durch ein schmales Verbindungsstück (Isthmus) vor der Luftröhre miteinander verbunden. Wussten Sie eigentlich, dass die Schilddrüse mit etwa fünf Litern pro Stunde zu den am besten durchbluteten Organen zählt? Dafür sorgen die vier Schilddrüsenarterien an den jeweiligen Polen.

Extra-Info

Die Schilddrüse einer Frau wiegt im Durchschnitt 18 Gramm, die eines Mannes kann bis zu 25 Gramm haben.

Mikroskopisch unterscheidet sich die Schilddrüse von anderen hormonbildenden Drüsen, beispielsweise der insulinproduzierenden Bauchspeicheldrüse, in erster Linie durch die Anordnung von unzähligen geschlossenen Bläschen, welche die Mediziner Drüsenfollikel nennen. Diese Bläschen sind mit einer einschichtigen Drüsenhaut, dem Epithel, ausgekleidet und bilden eine Art Höhle für die Schilddrüsenhormone (s. u.). Die Hormone gelangen von hier aus in die kleinsten Blutgefäße und werden dann in die Körperzellen weitergeleitet. Zwischen den Follikeln, die 80 Prozent des Schilddrüsengewebes ausmachen, liegen die sogenannten C-Zellen mit einem Anteil von 20 Prozent. An den Polen der Schilddrüse befinden sich die Nebenschilddrüsen, vier braune, linsenförmige Körperchen, deren Lage variabel ist.

Hormonproduktionsstätte Schilddrüse

Die Schilddrüse produziert die lebensnotwendigen Hormone Trijodthyronin (T3) und Tetrajodthyronin, kurz Thyroxin (T4), die die Stoffwechselvorgänge im Körper regulieren helfen, indem sie die Sauerstoffaufnahme der Zellen steigern. Sie spielen eine ganz wichtige Rolle für die allgemeine Entwicklung, das Wachstum und die Knochenreifung.
Die Produktion der Schilddrüsenhormone T3 und T4 erfolgt in vielen Stufen. Da dieser Vorgang ungeheuer kompliziert und für den Laien nur schwer verständlich ist, an dieser Stelle nur einige Anmerkungen. Wichtigster Grundstoff für die Bildung der Hormone ist der Mineralstoff Jod, der im Körper nicht gebildet wird, sondern nur über die Nahrung zugeführt werden kann und anschließend über die Blutgefäße zur Schilddrüse transportiert wird. Dort lagert er sich dann schrittweise an die bereitstehenden Eiweißbausteine an, bis T3 und T4 entstehen, die an drei bzw. vier Stellen mit Jod besetzt sind.

Meeresfisch hat es in sich

Für die Produktion der Schilddrüsenhormone T3 und T4 werden Eiweiß und Jod benötigt. Das Eiweiß erhält die Schilddrüse beispielsweise aus Meeresfisch, der auch gleichzeitig reichlich Jod enthält.

G R U N D L A G E N

Wirkmechanismus der Schilddrüsenhormone

Die Schilddrüse setzt 90 bis 95 Prozent T4 und nur eine geringe Menge T3 frei. Damit die Hormone in der Schilddrüse gespeichert werden können, sind sie an Eiweißsubstanzen (Globuline) gebunden. Die in das Blut freigesetzten Schilddrüsenhormone werden je nach Bedarf dorthin transportiert, wo sie gerade benötigt werden. Dort verbinden sie sich mit bestimmten Rezeptoren, die auf allen Körperzellen vorhanden sind. Stellen Sie sich einfach die Rezeptoren als Schlüssellöcher und die Hormone als Schlüssel vor! Nachdem die Hormone das Schloss aufgeschlossen haben, geschehen – etwa in den Muskeln – genau definierte Abläufe, die für den Körper lebensnotwendig sind.

Wie viel Hormone werden produziert?

Um Aufschluss über die Aktivität der Schilddrüse zu erhalten, gibt es zahlreiche Testmethoden. Besonders wichtig ist die Messung der Konzentration von TSH (s. u.) im Blut. Die Verteilung von injiziertem radioaktivem Jod innerhalb der Schilddrüse lässt sich mit dem Szintigramm (s. S. 21) ermitteln. So erhält der Radiologe eine Darstellung von Lage und Form der Schilddrüse.

Kalzitonin – gut für Knochen und Skelett

Neben T3 und T4 entsteht in der Schilddrüse das Hormon Thyreokalzitonin, kurz Kalzitonin, das den Kalziumstoffwechsel begünstigt und so einen bedeutenden Faktor im Knochenstoffwechsel darstellt sowie den Knochenabbau hemmt.

Wer steuert die Hormonproduktion?

Die Kontrolle über die Tätigkeit der Schilddrüse hat die Hirnanhangdrüse (Hypophyse). Als Informant, ob der Hormonspiegel im Körper in Ordnung ist oder nicht, dient ihr das Blut. Ist die Konzentration zu niedrig, schüttet die Hypophyse Thyreotropin (TSH, schilddrüsenstimulierendes Hormon) aus, das die Bildung von Schilddrüsenhormonen und deren Ausschüttung ans Blut anregt. Ist die Thyreotropinkonzentration erhöht, kann es zu einer Vergrößerung der Schilddrüse kommen.

Warum sind die Nebenschilddrüsen so wichtig?

In den vier Nebenschilddrüsen wird das Parathormon produziert. Dieses Hormon erhöht den Kalziumspiegel im Blut, stellt gewissermaßen das Kalzium parat. Zudem fördert es die Phosphatausscheidung über die Nieren und regelt die Bildung von Knochengewebe.

Die Schilddrüsenhormone bauen auf

Beim gesunden Menschen dienen die Schilddrüsenhormone der Aufrechterhaltung einer ausgeglichenen Energiebilanz. Sie ermöglichen, dass der Stoffwechsel dem jeweiligen Bedarf angepasst wird. Im Kindesalter unterstützen sie das Wachstum.

Schilddrüsenhormone, in der richtigen Konzentration, fördern besonders den Eiweißaufbau. Das heißt, dass diese Hormone beispielsweise die Muskulatur aufbauen. Eine Mindestkonzentration an Schilddrüsenhormonen ist unabdingbar für die gesunde Entwicklung verschiedenster Organe und des zentralen Nervensystems.

Extra-Info

Ohne Schilddrüsenhormone ist kein Leben möglich. Sie sind der Motor, der viele Stoffwechselprozesse ins Rollen bringt.

Ohne Jod geht es nicht!

Da Jod teilweise über den Darm, vor allem aber über die Nieren mit dem Urin ausgeschieden wird, müssen Sie diesen lebenswichtigen Mineralstoff immer ausreichend mit der Nahrung zuführen. Um genügend Jod für die Hormonproduktion zur Verfügung zu haben, fängt die Schilddrüse noch die winzigsten Jodmengen aus dem zirkulierenden Blut ab.

Das Jod, das Sie täglich mit Ihrer Nahrung aufnehmen, wird zu 98 Prozent in der Schilddrüse gespeichert. Damit Ihr Körper immer ausreichend mit Jod versorgt ist, sollten Sie möglichst dreimal wöchentlich eine Portion (mindestens 150 g) Meeresfisch essen und alle Lebensmittel und Speisen mit jodiertem Speisesalz würzen. Außerdem sollten Sie beim Einkauf darauf achten, dass Brot und Backwaren sowie Wurstwaren und Fertigprodukte mit Jodsalz hergestellt sind.

Wie ein Kropf entsteht

Bei Jodmangel in der Ernährung greift die Schilddrüse auf ihre Reserven zurück. Anfänglich kommt es nicht zu Beschwerden. Erst wenn die Reserven aufgebraucht sind, sinkt der Schilddrüsenhormonspiegel im Blut. Das Gehirn versucht die Schilddrüse zu vermehrter Produktion anzutreiben. Die Schilddrüse wiederum versucht durch eine Vergrößerung noch geringste Mengen an Jod aufzunehmen. Ein Kropf entsteht. Im folgenden Kapitel werden wir Ihnen diese sowie andere Schilddrüsenerkrankungen etwas ausführlicher erläutern.

Jod – das unterschätzte Element

Zur Produktion ihrer Hormone T3 und T4 benötigt die Schilddrüse täglich geringe Mengen des Elements Jod. Bereits 150 bis 300 Mikrogramm (= Millionstel Gramm) pro Tag genügen, damit die Schilddrüse ihre Funktion voll erfüllen und genügend Hormone herstellen kann. Die Deckung des Jodbedarfs sollte in erster Linie über die Nahrung erfolgen. Jodreich sind Meeresfisch, Milch und Milchprodukte, Jodsalz und mit Jodsalz hergestellte Lebensmittel. Besonders sportlich aktive Menschen müssen auf ihre Jodzufuhr achten, da mit dem Schweiß zusätzlich nennenswerte Mengen Jod verloren gehen.

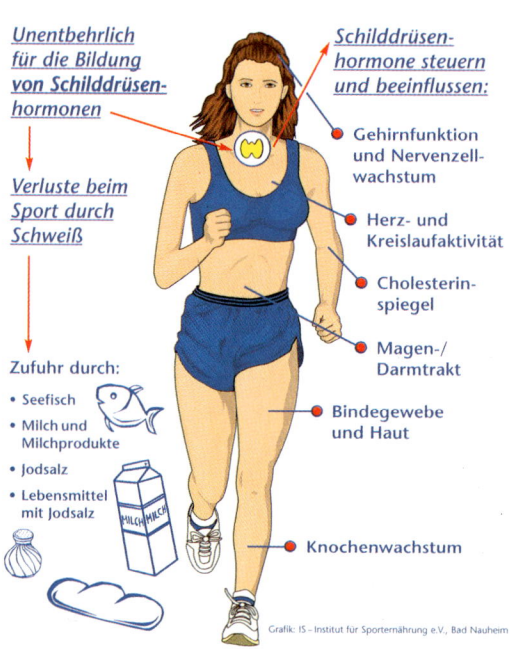

Unentbehrlich für die Bildung von Schilddrüsenhormonen

Verluste beim Sport durch Schweiß

Zufuhr durch:
• Seefisch
• Milch und Milchprodukte
• Jodsalz
• Lebensmittel mit Jodsalz

Schilddrüsenhormone steuern und beeinflussen:

• Gehirnfunktion und Nervenzellwachstum
• Herz- und Kreislaufaktivität
• Cholesterinspiegel
• Magen-/Darmtrakt
• Bindegewebe und Haut
• Knochenwachstum

Grafik: IS – Institut für Sporternährung e.V., Bad Nauheim

Die Schilddrüsen-überfunktion

Werden in der Schilddrüse zu viele Hormone produziert, spricht man von einer Schilddrüsenüberfunktion oder Hyperthyreose (von hyper = zuviel, thyreos = Bildung von Schilddrüsenhormonen). Erhöhte Konzentrationen an Schilddrüsenhormonen führen zu einem starken Abbau von Eiweiß, dem Speicherkohlenhydrat Glykogen sowie von Fetten. Menschen mit Schilddrüsenüberfunktion sind oft sehr schlank. Durch den vermehrten Eiweißabbau steigt die Herzschlagfrequenz, die Schweißabsonderung und die Wärmeproduktion des Körpers.

Auswirkungen einer Überfunktion

Eine Schilddrüsenüberfunktion lässt sich also an starker Gewichtsabnahme, allgemeiner Unruhe, Schlaflosigkeit, übermäßigem Schwitzen, raschem Puls, häufigem Stuhlgang oder auch Haarausfall erkennen. Im Wesentlichen kennt man zwei Krankheiten, die mit einer Schilddrüsenüberfunktion einhergehen: die Schilddrüsenautonomie (autonomes Adenom) und die Basedow-Krankheit, auch immunogene (durch das Immunsystem hervorgerufen) Hyperthyreose genannt.

Die Schilddrüsenautonomie: oft durch Jodmangel bedingt

Bei der Schilddrüsenautonomie werden unabhängig vom Bedarf des Körpers Schilddrüsenhormone produziert. Die Zellen in der Schilddrüse sind teilweise autonom, das heißt, sie werden nicht mehr von der Hirnanhangdrüse (Hypophyse) gesteuert. Wenn die autonomen Zellen überhand nehmen, kommt es zur Hyperthyreose. Sind die Zellgruppen auf eine bestimmte Region in der Schilddrüse konzentriert, spricht der Arzt von einem autonomen Adenom oder auch heißen Knoten (s. S. 22). Häufig ist langjähriger Jodmangel der Grund für diese Erkrankung.

Die Basedow-Krankheit

Diese zweite Form der Schilddrüsenüberfunktion wurde erstmals 1840 von dem Merseburger Amtsarzt Dr. Karl von Basedow (1799 bis 1884) beschrieben, daher auch ihr Name. Die Ursachen der Krankheit, die auch Morbus Basedow genannt wird, sind weitgehend ungeklärt. Sicher ist allerdings, dass die Überfunktion hier nicht auf Jodmangel zurückzuführen ist. Es wird vermutet, dass die Krankheit genetisch bedingt ist, das heißt entsprechende Erbanlagen jeweils weitergegeben werden. Der Körper bildet bei den Betroffenen spezielle Antikörper, die die Schilddrüse zu einer gesteigerten Produktion der Schilddrüsenhormone anregen (Autoimmun-Krankheit). Bei der Basedow-Krankheit schwillt die Schilddrüse gleichmäßig an und es treten Augenbeschwerden auf.

Auch bei dieser Erkrankung, die spontan auftreten kann, ist der Grundumsatz an Energie stark erhöht, die Betroffenen sind infolgedessen schlank, nervös, haben einen raschen Puls, oft einen zu hohen Blutdruck und leiden häufig unter Verdauungsstörungen. Charakteristisch sind die auffallend hervorstehenden, glänzenden Augäpfel der Erkrankten. Frauen sind häufiger von Morbus Basedow betroffen als Männer.

Extra-Info

Bei einer Autoimmunkrankheit richtet sich das körpereigene Abwehrsystem gegen den eigenen Körper bzw. die körpereigenen Zellen. Um die zerstörerischen Kräfte einzudämmen, müssen Immunsuppressiva eingenommen werden.

Wie die Überfunktion behandelt wird

Die Therapie besteht zunächst in der Einnahme von Thyreostatika (= Schilddrüsenhemmer, wie z. B. Carbimazol- oder Thiamazol-Präparate). Diese Medikamente bewirken eine Hemmung der Hormonproduktion in der Schilddrüse. Bei ungefähr der Hälfte der Basedow-Fälle kommt es dank dieser Therapie zur Spontanheilung, allerdings sind Rückfälle möglich. Daher muss die Thyreostatika-Dosis vom Arzt stets im Auge behalten werden. Es dauert sechs bis acht Wochen, bis die Therapie anschlägt und ihre volle Wirksamkeit entfaltet. In der Regel muss sie ein bis eineinhalb Jahre durchgehalten werden.

Bei einer Schilddrüsenüberfunktion wird eine Operation vorgenommen, wenn der Kropf so groß ist, dass er die Luft- und Blutzufuhr ernsthaft behindert.

Die Radiojodbehandlung

Die Radiojodtherapie ist eine Bestrahlung mit schwach radioaktivem Jod. Dabei macht man sich zunutze, dass sich die radioaktiven Jodteilchen nur in den überaktiven Teilen der Schilddrüse anreichern und die betreffenden Zellen zerstören. Der Patient erhält dazu eine Kapsel mit der zuvor genau berechneten Dosis an radioaktivem Jod. Das überschüssige radioaktive Jod wird über Speichel und Urin ausgeschieden. Infolge der Strahlung vernarbt das Gewebe der Schilddrüse und ist inaktiviert. Sie brauchen bei dieser Behandlung jedoch keine Angst zu haben: Eine Gefährdung der anderen Organe durch die Strahlenbelastung kann heute weitestgehend ausgeschlossen werden.

Hinweis

Auch bei Schilddrüsenüberfunktion – Morbus Basedow oder heißen Knoten – dürfen Sie Jodsalz verwenden und Meeresfisch essen.

Die Schilddrüsen-unterfunktion

Bei einer Schilddrüsenunterfunktion (Hypothyreose) kommt es im Körper zu einem Mangel an Schilddrüsenhormonen. Folge dieser Unterversorgung der Körperzellen ist eine herabgesetzte Stoffwechselaktivität. Sollten Sie also unter körperlichen Beschwerden wie Müdigkeit, Lustlosigkeit, Verstopfung, Kälteempfindlichkeit, Gewichtszunahme, rauer Haut und eingeschränkter Leistungsfähigkeit

GRUNDLAGEN

leiden, konsultieren Sie unbedingt einen Arzt! Es kann sein, dass eine Schilddrüsenunterfunktion die Ursache ist. Eine Hypothyreose kann angeboren sein oder durch Jodmangel, Entzündung der Schilddrüse, Operation oder Radiojodbehandlung entstehen.

Folgen der Unterfunktion in der Schwangerschaft

Produziert die Schilddrüse, beispielsweise durch Jodmangel, in der Schwangerschaft nicht genügend Hormone, kann dies – bei extremem Jodmangel – zu Kretinismus (Schwachsinn) des Kindes führen. Daher sollten alle Schwangeren Jodtabletten einnehmen. Schon bei einem geringen Jodmangel werden die Kinder abnorm klein geboren und können geistig zurückbleiben. Fehlgeburten sind zwei- bis dreimal so häufig wie bei ausreichender Jodversorgung.

Hinweis

Schwangere benötigen zusätzliches Jod – sonst besteht die Gefahr, dass der Fötus dauerhaft geschädigt wird!

Jodprophylaxe für Schwangere

Der Jodbedarf von Schwangeren und Stillenden liegt deutlich über dem Bedarf von Nichtschwangeren. Der Fötus beginnt bereits in der zwölften Schwangerschaftswoche Schilddrüsenhormone zu produzieren und ist daher auf die Jodzufuhr aus dem mütterlichen Blutkreislauf angewiesen. Während der Schwangerschaft und Stillzeit sollten täglich 200 Mikrogramm (µg) Jod in Tablettenform zusätzlich zur gesunden, möglichst jodhaltigen Nahrung eingenommen werden. Auf keinen Fall sollten Sie sich, wenn Sie schwanger sind, salz- oder flüssigkeitsarm ernähren!

Worauf Sie in der Schwangerschaft achten sollten:
- schilddrüsengesunde, jodreiche Ernährung
- ausschließliche Verwendung von Jodsalz (besser noch fluoridiertes Jodsalz) im Haushalt
- Verwendung von Back- und Wurstwaren sowie Fertiglebensmitteln, die mit Jodsalz hergestellt wurden
- regelmäßiger Verzehr von gegartem Meeresfisch und Milch (keine Vorzugsmilch, immer pasteurisierte Milch)
- täglich 200 µg Jod in Tablettenform

GRUNDLAGEN

Wann kann es zu einer Schilddrüsenunterfunktion kommen?

- bei einer Schilddrüsenentzündung (z. B. Hashimoto-Thyreoiditis, s. u.)
- nach einer Schilddrüsenentfernung
- nach der Behandlung einer Schilddrüsenunterfunktion (durch Thyreostatika oder Radiojodtherapie)
- bei extremem Jodmangel

Die häufigste Ursache der Schilddrüsenunterfunktion: Hashimoto-Thyreoiditis

Diese Form der Schilddrüsenerkrankung wurde nach ihrem Entdecker, dem japanischen Arzt und Pathologen Hakaru Hashimoto benannt. Die Hashimoto-Thyreoiditis ist eine über Jahre verlaufende, schmerzlose Entzündung der Schilddrüse mit teilweiser oder vollständiger Zerstörung des Schilddrüsengewebes, bedingt durch eine Abwehrreaktion des Körpers oder eine familiäre Disposition (Vererbung). Dadurch entsteht nach einiger Zeit eine Unterfunktion der Schilddrüse. Die Hashimoto-Thyreoiditis trifft Frauen fünfmal häufiger als Männer.

Wenn Sie an dieser Erkrankung leiden, ist Ihr körperliches Befinden kaum beeinträchtigt. Es liegen lediglich leichte Hypothyreose-Symptome vor. Die Therapie der Hashimoto-Thyreoiditis ist die gleiche wie die jeder anderen Schilddrüsenunterfunktion: Es werden Schilddrüsenhormone verabreicht.

Wie wird die Unterfunktion behandelt?

Die Behandlung der Schilddrüsenunterfunktion macht in der Regel kaum Probleme. Zum Ausgleich des Schilddrüsenhormonmangels verordnet der Arzt synthetisch hergestellte Schilddrüsenhormone, meist L-Thyroxin. Unter der Hormonersatztherapie wird und bleibt der Patient euthyreot, das heißt, er hat in Folge der Behandlung eine ausreichende Menge an Schilddrüsenhormonen im Körper. Wichtig ist jedoch, dass die Schilddrüsenhormone lebenslang eingenommen werden.

GRUNDLAGEN

Eine Besserung der Blutwerte tritt nicht innerhalb weniger Tage ein. Meist sind die Patienten mit Schilddrüsenunterfunktion unter einer Therapie mit L-Thyroxin erst nach ein bis drei Monaten beschwerdefrei. Der Arzt überprüft anfänglich in vierwöchigem Rhythmus die Laborwerte. Bei einer Normalisierung des Hormonspiegels sind nur noch vier Untersuchungen im Jahr erforderlich.

Hat L-Thyroxin Nebenwirkungen?

Vor Nebenwirkungen muss sich kein Patient fürchten, der auf L-Thyroxin angewiesen ist. Das Präparat ist identisch mit dem Schilddrüsenhormon T4. Genau wie T4 löst auch L-Thyroxin keine Beschwerden aus, wenn es in angemessener Dosis verabreicht wird. Durch Einnahme von L-Thyroxin kommt es häufig zur Gewichtsabnahme, da der verlangsamte Stoffwechsel normalisiert wird.

Auswirkungen auf die Sexualität

Durch Störungen der Schilddrüsenfunktion kann es bei Frauen zu Zyklusstörungen kommen. Außerdem ist das Auftreten von Libido- und Potenzstörungen sowie eine Verminderung der Fertilität (Empfängnisbereitschaft) möglich.

Checkliste der Symptome bei

Hyperthyreose	Hypothyreose
Gewichtsabnahme	Gewichtszunahme
Eventuell niedriger Cholesterinspiegel	Eventuell hoher Cholesterinspiegel
Geistig und körperlich lebhaft	Geistig und körperlich träge
Unruhig	Schläfrig
Häufiges Schwitzen	Frösteln
Haut feucht, warm und gerötet	Haut trocken, kalt und blass
Hervortretende Augäpfel	Teigige Haut
Blutdruck erhöht	Blutdruck erniedrigt
Starkes Herzklopfen	Langsamer, schwacher Puls
Appetit erhöht	Appetit erniedrigt
Durchfälle	Verstopfung
Schlank bis mager	Normalgewichtig bis übergewichtig

Volkskrankheit Kropf

Wussten Sie, dass sich bei fast 50 Prozent der Menschen in Deutschland durch Ultraschalluntersuchung ein Kropf feststellen lässt? Der Kropf, medizinisch als Struma bezeichnet, ist die am häufigsten auftretende Schilddrüsenerkrankung in Deutschland. Nach Karies steht sie an zweiter Stelle bei den Volkskrankheiten.

Jede Schilddrüsenvergrößerung – auch wenn sie äußerlich nicht immer sichtbar ist – wird als Kropf bezeichnet. Die Ursache für das Wachstum der Schilddrüse ist in den meisten Fällen der in Deutschland herrschende Jodmangel und damit eine zu geringe Jodaufnahme mit der Nahrung. Da der Kropf in der Regel nur geringe Beschwerden verursacht, wird er oft erst sehr spät – wenn er bereits von außen gut sichtbar ist – entdeckt. Starke Vergrößerungen der Schilddrüse rufen häufig Atem- und Schluckbeschwerden hervor. Eine Struma kann mit einer erhöhten, erniedrigten oder auch einer normalen Hormonproduktion der Schilddrüse einhergehen, das Vorliegen eines Kropfes sagt also noch nichts über die Tätigkeit der Schilddrüse aus. Besteht ein Kropf über längere Zeit, können sich heiße und kalte Knoten bilden (s. S. 22).

Hinweis

Jodmangel ist der Hauptgrund für die Entstehung eines Kropfes – der Körper versucht, den Mangel durch das Wachstum der Schilddrüse auszugleichen.

Wie ein Kropf entsteht

Die Entstehung des Kropfes ist komplex. Wenn die Schilddrüse unter Jodmangel weniger Schilddrüsenhormone produziert, wird sie über einen Regelkreis zu erhöhter Hormonproduktion stimuliert. Das führt zum Wachstum der Schilddrüsenzellen. Für das Wachstum selbst sind lokale Wachstumsfaktoren und bestimmte Jodlipide (Lipide = Fette) verantwortlich. Ein Kropf kann auch entstehen, wenn der Körper gegen bestimmte Eiweißstoffe in der Schilddrüse Antikörper bildet. Es ist ein Vorgang, bei dem der Organismus ein von ihm selbst produziertes Eiweiß nicht als solches, sondern als körperfremd (antigen) erkennt. Es findet eine so genannte Antigen-Antikörper-Reaktion statt, die verhindert, dass ausreichend Schilddrüsenhormone in das Blut und damit in den ganzen Körper gelangen.

Der überflüssige Kropf: die Jodmangelstruma

Der Mediziner bezeichnet die Form des Kropfes, die bei einer normalen Schilddrüsenfunktion auftritt, als euthyreote Struma. In der Regel ist sie auf einen langjährigen Jodmangel zurückzuführen.

Hinweis
Häufig macht sich ein Kropf zunächst durch Schluck- oder Atembeschwerden bemerkbar. Sie erinnern sich: Die Schilddrüse liegt in unmittelbarer Nähe sowohl der Speiseröhre als auch der Luftröhre.

Die unterschiedlichen Stadien
Das Strumaleiden wird von Medizinern in verschiedene Stadien eingeteilt. Das Stadium III der Struma kann zu einem beengten Gefühl im Hals, Atem- und Schluckstörungen sowie Heiserkeit führen.

Größeneinteilung der Struma	
Stadium 0	keine Struma
Stadium I:	Struma bei normaler Kopfhaltung nur tastbar
I a:	Struma bei zurückgebeugtem Hals tastbar, aber nicht sichtbar
I b:	Struma bei zurückgebeugtem Hals sichtbar
Stadium II:	sichtbare Struma bei normaler Kopfhaltung
Stadium III:	große, auf Entfernung sichtbare Struma

Jod ist auch bei großen Kröpfen ungefährlich!
Eine Jodmangelstruma kann unter großer Jodzufuhr eine Hyperthyreose ausbilden. Aber keine Angst, dies kann nicht durch den Genuss von jodreichen Nahrungsmitteln wie Fisch oder die Verwendung von Jodsalz geschehen! Lediglich jodreiche Röntgenkontrastmittel oder jodhaltige Augentropfen können zu einer Hyperthyreose führen.

Nur wenn eine Fehlfunktion der Schilddrüse ausgeschlossen ist, bewirkt die Einnahme von Jod eine Rückbildung des Kropfes.

Finger weg von Jodkonzentraten

Vermeiden Sie jedoch Jodkonzentrate wie getrocknete Meeresalgen. Ein Kilogramm davon enthält 20 000 bis 4 000 000 Mikrogramm Jod, das sind bis zu 4 Gramm pro Kilogramm Meeresalgen. Ein Kilogramm Jodsalz hat dagegen nur 25 Milligramm Jod, das heißt, der in Jodsalz enthaltene Jodgehalt ist unbedenklich.

Wie diagnostiziert der Arzt den Kropf?

Neben der äußerlichen Untersuchung des Halses führt der Arzt in der Regel eine Ultraschalluntersuchung der Schilddrüse durch. Daneben bestimmt er die Blutwerte und nimmt eine Röntenuntersuchung des Oberkörpers, eine sogenannte Schilddrüsen-Szintigraphie (s. S. 22) vor. Diese Untersuchung wird bei verdächtigen Knoten im Kropf vorgenommen. Dabei können mit einem schwach radioaktivem Kontrastmittel eventuell vorhandene Knoten farbig sichtbar gemacht und über einen Monitor gezeigt werden. Die Strahlenmenge ist hier so gering, dass sie zu keiner Schädigung der Körperzellen führen kann.

Therapie des Kropfes

In der Regel verschreibt der Arzt Jodtabletten (genauer: Jodid-Tabletten, beispielsweise Jodid). Zur Kropfprophylaxe werden meist 100 µg Jod täglich, und zur Therapie des Kropfes 200 µg Jod eingenommen. Oder der Arzt verordnet eine Therapie mit L-Thyroxin, falls die Jodtherapie nach einem halben Jahr nicht angeschlagen hat. Bei Schwangeren wird oft die Gabe von Jodid- und L-Thyroxin-Tabletten kombiniert.

Die Therapie des mit normaler Schilddrüsenhormon-Produktion einhergehendem Kropfes besteht in der Jodid- und/oder L-Thyroxin-Gabe.

Wenn das Schlucken schwer fällt

Sehr große Kröpfe, die mit Symptomen wie Schluckbeschwerden einhergehen, werden operativ behandelt. In diesen Fällen kommt es zur teilweisen Entfernung der Schilddrüse. Bei bestimmten Formen des Kropfes wird eine Radiojodtherapie (s. S. 15) durchgeführt.

Entartungen der Schilddrüse

Von heißen und kalten Knoten

Jeder Knoten in der Schilddrüse ist krankhaft. Er entsteht in den meisten Fällen durch eine Veränderung und Vermehrung von einzelnen Schilddrüsenzellen. Die entstehenden Knoten sind Bereiche, in die kein oder nur wenig Jod aufgenommen werden kann. Bei der Szintigraphie lassen sich die Knoten farblich sichtbar machen. Auf dem Monitor zeigen sich aktive Gebiete mit heißen Farben (rot oder gelb) und inaktive Gebiete mit kalten Farben (blau oder violett).

Heiße (aktive) Knoten sind Schilddrüsengewebsveränderungen, die unkontrolliert Schilddrüsenhormone produzieren und ans Blut abgeben. So kommt es zu einer Schilddrüsenüberfunktion.

Kalte (inaktive) Knoten sind funktionsloses Schilddrüsengewebe, dessen Zellen keine Hormone produzieren. Sie können in seltenen Fällen (1 bis 5 Prozent) entarten (Krebs). Dies kann der Arzt durch die Entnahme einer Gewebsprobe feststellen. In Zweifelsfällen ist eine Klärung durch eine Schilddrüsenoperation erforderlich. Heiße Knoten entfernt der Chirurg durch Ausschälung aus dem Schilddrüsengewebe.

Der Schilddrüsenkrebs ist selten

Jährlich erkranken rund 2400 Menschen in Deutschland an Schilddrüsenkrebs. Frauen sind dreimal so häufig davon betroffen wie Männer. Nur 0,5 bis 1 Prozent der Krebserkrankungen in Deutschland sind Schilddrüsenkrebse.

Erfreulicherweise können die meisten Formen des Schilddrüsenkrebses bei rechtzeitiger Diagnosestellung und Behandlung geheilt werden, in der Regel durch eine Operation. Um zu verhindern, dass möglicherweise verbliebene Schilddrüsenzellen sich vermehren oder Metastasen entstehen, müssen hohe Dosen Schilddrüsenhormone eingenommen werden.

Was ist eine Schilddrüsenzyste?

Bei einer Zyste handelt es sich um eine gutartige Gewebsveränderung. Eine Schilddrüsenzyste ist eine Sammelstelle von Flüssigkeit im Inneren der Schilddrüse. Die Zyste wird durch eine weitgehend schmerzlose Punktion entleert. Bei jedem zweiten Patienten sind mehrere Punktionen erforderlich.

Jodmangelgebiet Deutschland

Nach wie vor ist Deutschland ein ausgesprochenes Jodmangelgebiet. Der Grund dafür ist folgender: Als in der letzten Eiszeit vor 10 000 Jahren die Gletscher geschmolzen sind, wurde das Jod durch das Schmelzwasser aus Boden und Gestein gewaschen und in die Meere gespült, wo es noch heute in hoher Konzentration vorhanden ist. Dort haben es zunächst die Pflanzen und schließlich die Lebewesen aufgenommen. Deshalb sind Meeresalgen, Seetang, Meeresfische oder Muscheln so reich an Jod. Jodarm hingegen sind aufgrund dieser Entwicklung unsere landwirtschaftlichen Nutzflächen und alles, was darauf wächst. Das gilt natürlich auch für das Fleisch der Tiere, die auf diesen Böden weiden und für das Trinkwasser, das in Deutschland eher jodarm ist.

Gesundheitliche Risiken bei Jodmangel

- Ungeborenes: gestörte Gehirnreifung, Missbildungen, Fehl- oder Totgeburt
- Säuglinge und Kleinkinder: Kropf, infolge verzögerter Reifung von Gehirn und Knochen verlangsamtes Wachstum und verminderte Intelligenz
- Schulkinder: vergrößerte Schilddrüse (Kropf), Lern- und Gedächtnisprobleme, Arteriosklerose (sehr selten)
- Jugendliche und Erwachsene: allgemeine Gesundheitsstörungen, Atem- und Schluckbeschwerden, Veränderungen des Schilddrüsengewebes (kalte und heiße Knoten), vergrößerte Schilddrüse (Kropf), Unfruchtbarkeit, Menstruationsstörungen

Wichtiger Hinweis

Von Jodmangel besonders betroffen sind Schwangere, stillende Frauen, Kinder und Jugendliche. So geht mindestens jede vierte Frau bereits mit einem Jodmangelkropf in die Schwangerschaft, und gut jeder fünfte Säugling hat eine vergrößerte Schilddrüse.

GRUNDLAGEN

Was ist eigentlich Jod?

Jod ist ein wichtiger Mineralstoff, der im Körper des Menschen nicht vorrätig ist. Er dient unter anderem dem Aufbau der wichtigen Schilddrüsenhormone T3 und T4 (s. S. 9). Jod muss dem Körper über die Nahrung zugeführt werden. Erwachsene benötigen in der Regel täglich 180 bis 200 µg (Mikrogramm) Jod.

Extra-Info

Ein Mikrogramm ist ein Millionstel Gramm. Bei einer normalen Lebenserwartung benötigt ein Mensch im Laufe seines Lebens insgesamt rund vier bis fünf Gramm Jod.

Was den Jodbedarf erhöht

Bestimmte Stoffe hemmen die Jodaufnahme. Sie sind beispielsweise enthalten in Blumenkohl, Kohl, Rettich oder Hirse. Auch Umweltfaktoren, wie die Nitrataufnahme aus der Nahrung und dem Trinkwasser, Rauchen, Selenmangel sowie die Einnahme bestimmter Arzneimittel erhöhen indirekt den Jodbedarf.

Empfehlungen zur Jodzufuhr		
	µg am Tag	Tatsächliche Jodaufnahme
Säuglinge		
bis 4 Monate	40	
4–12 Monate	80	
Kinder		
1–4 Jahre	100	
4–7 Jahre	120	
7–10 Jahre	140	nur 30 bis 40 µg Jod
10–13 Jahre	180	
Jugendliche und Erwachsene		
13–51 Jahre	200	Erwachsene im Durchschnitt
über 51 Jahre	180	nur 120 µg Jod
Schwangere	230	
Stillende	260	

Verwendung von Jodsalz

Jod ist nicht schädlich und hat keine Nebenwirkungen. Durch die Verwendung von Jodsalz und den Genuss von Lebensmitteln, die Jod enthalten, sowie die Einnahme von Jodtabletten wird lediglich der Bedarf an Jod gedeckt oder ein Mangel ausgeglichen.

Haben Sie keine Angst vor einer Jodallergie. Mit diesem Begriff wird landläufig eine Unverträglichkeitsreaktion auf stark jodhaltige Röntgenkontrastmittel bezeichnet. Dabei reagiert der Körper nicht auf das Jod, sondern auf das Kontrastmittel. Aus Ländern wie Österreich, Schweden, Finnland, der Schweiz oder den USA, in denen bereits seit vielen Jahren Jodsalz verwendet wird, hat man nie etwas von einer Jodallergie oder ähnlichen Nebenwirkungen gehört. Auch eine Überversorgung mit Jod ist eigentlich nicht möglich: Was der Körper nicht benötigt, scheidet er in der Regel über den Urin aus.

Extra-Info

Wer dreimal wöchentlich Meeresfisch isst, Jodsalz verwendet und damit hergestellte Produkte verzehrt, muss sich um seine Jodversorgung keine Sorgen machen.

Soll man Jod zuführen, wenn die Schilddrüse bereits gestört ist?

Diese Frage ist in fast allen Fällen mit »Ja« zu beantworten.

- Bei Jodmangelkropf oder einer Schilddrüsenunterfunktion beispielsweise hemmt Jod(salz) eine weitere Vergrößerung der Schilddrüse und sorgt dafür, dass keine Knoten entstehen.
- Bei Schilddrüsen mit heißen Knoten kann das Jod eine bisher nicht bekannte Überfunktion deutlich werden lassen. So kann diese rechtzeitig erkannt und damit behandelt werden.
- Auch der Verlauf des Morbus Basedow wird durch Nahrungsjod kaum beeinflusst. Allerdings kann es im Rahmen einer medikamentösen Behandlung dieser Schilddrüsenkrankheit angebracht sein, die Nahrungsjodmenge vorübergehend zu reduzieren.

Extra-Info

Sehr hohe Jodmengen, wie sie z. B. in Röntgenkontrastmitteln, jodhaltigen Desinfektionsmitteln, jodhaltigen Augentropfen oder Algenpräparaten enthalten sind, können bei Patienten mit unbehandelter Hyperthyreose eine krankhafte Überfunktion auslösen.

Wir versalzen uns nicht das Leben – keine Gefahr durch Jodsalz

Die durchschnittliche tägliche Speisesalzaufnahme in Deutschland beträgt sieben bis neun Gramm. Diese Menge liegt im so genannten grünen Bereich der international empfohlenen Dosis. Selbst wenn das gesamte aufgenommene Salz jodiert wäre, wären nur 160 bis 200 Mikrogramm Jod enthalten.

Jodiertes Speisesalz oder Jodtabletten zur Vermeidung von Mangelerscheinungen sind in normalen Dosierungen völlig ungefährlich. Jeder sollte Jodsalz kompromisslos anstelle von normalem Salz im Haushalt verwenden: zum Kochen, Braten, Dünsten, Backen und zum Salzen von Speisen. So genannte Reformsalze oder Meersalze sind in der Regel nicht zur Beseitigung des Jodmangels geeignet, weil sie zu geringe Jodmengen enthalten.

Jodsalz und Bluthochdruck?

Nach dem heutigen Stand der Wissenschaft hat der Verzehr von Kochsalz keinerlei negative Auswirkungen auf die Gesundheit und ist auch nicht die Ursache für Bluthochdruck. Deshalb ist es nicht notwendig, den Kochsalzverzehr bei bestehendem Bluthochdruck übermäßig einzuschränken. Viel wichtiger sind ein normales Körpergewicht, viel Bewegung, eine kalium- und magnesiumreiche Kost sowie der Verzicht auf Alkohol.

Was hat es mit dem Jodsiegel auf sich?

Der Jodbedarf lässt sich auch bei regelmäßigem Verzehr von Meeresfisch und bei ausschließlicher Verwendung von jodiertem Salz im Haushalt nicht ausreichend decken. Die Lebensmittelindustrie kann deshalb seit Mitte des Jahres 1996 jedes mit Jodsalz hergestellte Lebensmittel als ernährungsphysiologisch wertvolles Produkt mit dem Jodsiegel kennzeichnen. Das Siegel wurde von der Bundeszentrale für gesundheitliche Aufklärung (BzgA) im Auftrag des Bundesministeriums für Gesundheit eingeführt.

Extra-Info

Der Jodgehalt von jodiertem Speisesalz beträgt 15 bis 25 Milligramm pro Kilogramm.

Jodreiche Lebensmittel (Jod / 100 g Lebensmittel)

Lebertran	860,0 µg	882,6 kcal
Schellfisch frisch, gegart, Fischzuschnitt	190,0 µg	91,3 kcal
Kabeljau tiefgefroren, gegart	133,0 µg	89,6 kcal
Garnele frisch	130,0 µg	101,6 kcal
Jakobsmuschel	120,0 µg	77,0 kcal
Kaviarersatz	118,0 µg	101,8 kcal
Fischfrikadelle	111,4 µg	107,2 kcal
Fischfilet gebraten	105,5 µg	115,8 kcal
Miesmuschel Konserve in Öl	102,0 µg	225,4 kcal
Dorschartige Fische gegart	93,0 µg	95,4 kcal
Krebstiere (Krustentiere) gegart	89,0 µg	93,2 kcal
Krabbe klein (Shrimps) gegart	89,0 µg	93,2 kcal
Miesmuschel frisch, gegart	89,0 µg	68,8 kcal
Rotbarsch frisch, gegart, Fischzuschnitt	76,0 µg	125,5 kcal
Hummer frisch, gegart	68,0 µg	88,2 kcal
Matjeshering gesalzen	63,0 µg	282,0 kcal
Sprotte geräuchert	60,0 µg	225,6 kcal
Auster frisch	58,0 µg	63,1 kcal
Sprotte frisch	55,0 µg	214,6 kcal
Chesterkäse	52,0 µg	367,6 kcal
Hartkäse	52,0 µg	294,7 kcal

Jodarme Lebensmittel (Jod / 100 g Lebensmittel)

Rote Beete Sauerkonserve	1,0 µg	30,4 kcal
Haselnuss frisch	1,0 µg	636,2 kcal
Colagetränke (coffeinhaltig)	1,0 µg	60,7 kcal
Limonaden	1,0 µg	41,6 kcal
Porree frisch gegart	1,0 µg	22,9 kcal
Tomate rot frisch	1,0 µg	17,4 kcal

GRUNDLAGEN

Jodarme Lebensmittel (Jod / 100 g Lebensmittel)

Margarine pflanzlich Linolsäure 30–50 Prozent	1,0 µg	709,8 kcal
Kaffee mit Milch (Getränk)	1,0 µg	4,1 kcal
Tee schwarz mit Milch (Getränk)	1,0 µg	2,4 kcal
Pfirsich frisch	1,0 µg	40,6 kcal
Weizen Mehl Type 1050	1,0 µg	334,1 kcal
Pute, Fleisch mit Haut	1,0 µg	216,3 kcal
Zartbitterschokolade	1,0 µg	496,7 kcal
Konfitüre, Gelee, Marmeladen	1,0 µg	279,6 kcal
Cervelatwurst	1,0 µg	369,5 kcal
Schwein, Schnitzel	1,0 µg	107,1 kcal
Rind/Schwein, Hackfleisch gegart	1,0 µg	239,2 kcal
Hamburger	0,7 µg	224,6 kcal
Fleischsalat	0,4 µg	195,8 kcal
Nudeln, Spätzle	0,4 µg	126,0 kcal
Rumpsteak	0,2 µg	234,9 kcal

Merke

Beim Außer-Haus-Essen – Restaurant oder Kantine – und bei Fertiglebensmitteln wird nur zu 35 Prozent bei der Zubereitung der Speisen Jodsalz verwendet. Achten Sie deshalb beim Kauf von Lebensmitteln auf das Jodsiegel.

Jodsalz mit Fluorid – Ihrer Schilddrüse und Ihren Zähnen zuliebe

Im Handel wird neben jodhaltigem Speisesalz auch Jodsalz mit Fluorid angeboten, es beugt nicht nur jodmangelbedingten Schilddrüsenkrankheiten vor, sondern ist gleichzeitig auch ein wirksamer Schutz gegen Karies. Fluorid ist ein Spurenelement, das den Zahnschmelz härtet. Fast jeder Bundesbürger hat kariöse Zähne – damit verursacht Karies jährlich rund 25 Milliarden Mark Kosten und gilt als teuerste Einzelerkrankung in Deutschland! Da die meisten Lebensmittel und leider auch das Trinkwasser in fast allen Regionen der Bundesrepublik fluoridarm sind, sollten Sie ausschließlich Jodsalz mit Fluorid verwenden.

Eine gesunde Ernährung ist die Devise

Zur Vorbeugung und Behandlung von jodmangelbedingten Schilddrüsenerkrankungen sollten Sie neben der ärztlichen Therapie Ihre Ernährung umstellen. Achten Sie auf ballaststoffreiche und jodhaltige Kost mit viel Obst, Gemüse, Salat, Hülsenfrüchten, Kartoffeln, Milchprodukten und Meeresfisch. Diese Kost lässt die Pfunde purzeln, da die genannten Nahrungsmittel in der Regel kalorienarm, aber reich an fitmachenden Vitaminen und Mineralstoffen sind.

Power durch Kohlenhydrate

Die direkte Energieversorgung des Körpers über den Blutzucker stammt aus kohlenhydratreichen Nahrungsmitteln wie Getreideprodukten, Vollkornreis, Vollkornnudeln, Gemüse, Salat, Kartoffeln und Obst sowie Zucker. Mit Ausnahme von Zucker und stark zuckerhaltigen Produkten sind kohlenhydratreiche Nahrungsmittel gesund und relativ kalorienarm. Kohlenhydrate sollten unsere Hauptnahrung sein. Sie sind vorwiegend in pflanzlichen Lebensmitteln enthalten. Die wichtigsten Kohlenhydrate sind die Stärke- und Zuckerarten und der Ballaststoff Zellulose. Der Darm ist auf Ballaststoffe angewiesen, um funktionieren zu können.

Eiweiß – ein wichtiger Nährstoff

Eiweiß, wissenschaftlich als Protein bezeichnet, ist für unseren Organismus lebensnotwendig. Es dient dem Körper als Baustoff für die Muskulatur, aber auch für die Bildung zahlreicher wichtiger Hormone, wie Insulin, und von Enzymen, beispielsweise die, die für die Verdauung notwendig sind. Schilddrüsenkranke, aber auch gesunde Menschen, sollten ihren Eiweißbedarf über pflanzliche Nahrungsmittel, fettarme Milch, Milchprodukte, Meeresfisch sowie mageres Fleisch und magere Wurstwaren decken.

Fett macht fett

Fett ist der energiereichste Nährstoff – ein Gramm Fett hat mehr als doppelt so viele Kalorien wie dieselbe Menge an Kohlenhydraten oder Eiweiß. Aus diesem Grund weisen Mediziner, Ernährungswissenschaftler und Diätassistenten immer wieder mit Nachdruck darauf hin, dass Fett fett macht. Verwenden Sie ausschließlich hochwertige Vitamin-E-reiche Pflanzenöle oder Diätmargarine. Oliven- und Rapsöl haben einen sehr hohen Gehalt an einfach ungesättigten Fettsäuren und schützen daher die Blutgefäße. Übergewichtige sollten Fette äußerst sparsam verwenden. Auf fettreiche tierische Produkte wie z. B. Wurst und Butter, sowie fette Süßigkeiten, etwa Schokolade, Marzipan oder Sahnetorten, sollten Sie ganz verzichten.

Vitamine und Mineralstoffe

Vitamine und Mineralstoffe sind lebensnotwendige Bestandteile der Nahrung. Der Mensch kann sie nicht selbst herstellen und ist daher auf die tägliche Aufnahme angewiesen. Im Rahmen einer ballaststoffreichen, gesunden Ernährungsweise liegt die Zufuhr der meisten Vitamine und Mineralstoffe im »grünen Bereich«. In der Durchschnittsbevölkerung herrscht häufig ein Mangel an den Mineralstoffen Fluorid, Jodid, Zink (Zinkhistidin) und Magnesium. Bei den Vitaminen findet man oft eine mangelhafte Zufuhr an B-Vitaminen (insbesondere Folsäure). Ältere Menschen leiden oftmals an einem Vitamin-D-Mangel. Die regelmäßige Einnahme von Multivitaminpräparaten ist auch bei einer gesunden, vitaminreichen Ernährung empfehlenswert.

Diabetiker aufgepasst

Diabetiker haben einen erhöhten Jodbedarf. Die hohen Blutzuckerwerte führen zu einer verstärken Bildung von Urin, wodurch mehr Jod als beim gesunden Menschen ausgeschieden wird. Achten Sie besonders bei Kindern und Jugendlichen, die unter Diabetes mellitus leiden, auf eine optimale Jodzufuhr. Oftmals ist die zusätzliche Einnahme von Jod- und Zink-Chrom-Tabletten erforderlich.

Richtig und genügend trinken

Jeder Mensch sollte pro Tag mindestens zwei, besser noch zwei-einhalb Liter trinken. Eine gesunde, ballaststoffreiche Ernährung benötigt reichlich Flüssigkeit. Im Gegensatz zu zuckerreichen Limonaden und Colagetränken sind insbesondere Mineralwasser, Früchtetee und Limonaden mit Süßstoff zu empfehlen. Hingegen sollten Sie pro Tag nur maximal vier Tassen nicht zu starken Schwarztee oder Kaffee trinken. Mineralwasser versorgt Sie auch mit lebensnotwendigen Mineralien. Einige Sorten Mineral- bzw. Heilwasser enthalten größere Jodmengen, worüber das Flaschenetikett Auskunft gibt. Auch Milch und Milchprodukte sind relativ jodreich.

Weniger Alkohol ist mehr

Alkohol ist ein energiereicher Stoff und hat fast so viele Kalorien wie Fett. Zudem fördert er die Entstehung von Übergewicht, indem er selbst reichlich Energie liefert und gleichzeitig den Fettabbau im Stoffwechsel hemmt. Einen direkten Einfluss auf die Schilddrüsenfunktion üben Alkoholika nicht aus. Vor dem regelmäßigen Alkoholkonsum muss an dieser Stelle dringend gewarnt werden, denn Alkohol ist ein gefährliches Gift, das abhängig macht. Die gesundheitsförderlichen Aspekte, die insbesondere Rotwein zugeschrieben werden, treten gegenüber den gesundheitsschädlichen Effekten von Alkoholika deutlich in den Hintergrund.

Ballaststoffe halten fit

Die Deutsche Gesellschaft für Ernährung empfiehlt, täglich mindestens 30 Gramm Ballaststoffe aufzunehmen. Zur Zeit liegt die durchschnittliche Ballaststoffzufuhr bei nur 24 Gramm – zu wenig für eine gute Verdauung und einen bestmöglich funktionierenden Stoffwechsel. Ballaststoffreiche Lebensmittel wie Vollkornbrot, Haferflocken oder Vollkornnudeln sind »Satt- und Schlankmacher«, die wenig Energie, aber reichlich lebensnotwendige Vitamine, Mineralstoffe und Spurenelemente enthalten. Darüber hinaus senken Ballaststoffe den Cholesterinspiegel, regulieren den Blutzucker nach dem Essen, beugen Darmkrebs vor und binden Giftstoffe im Darm.

Liegt Ihr Gewicht im grünen Bereich?

Body-Mass-Index (BMI)

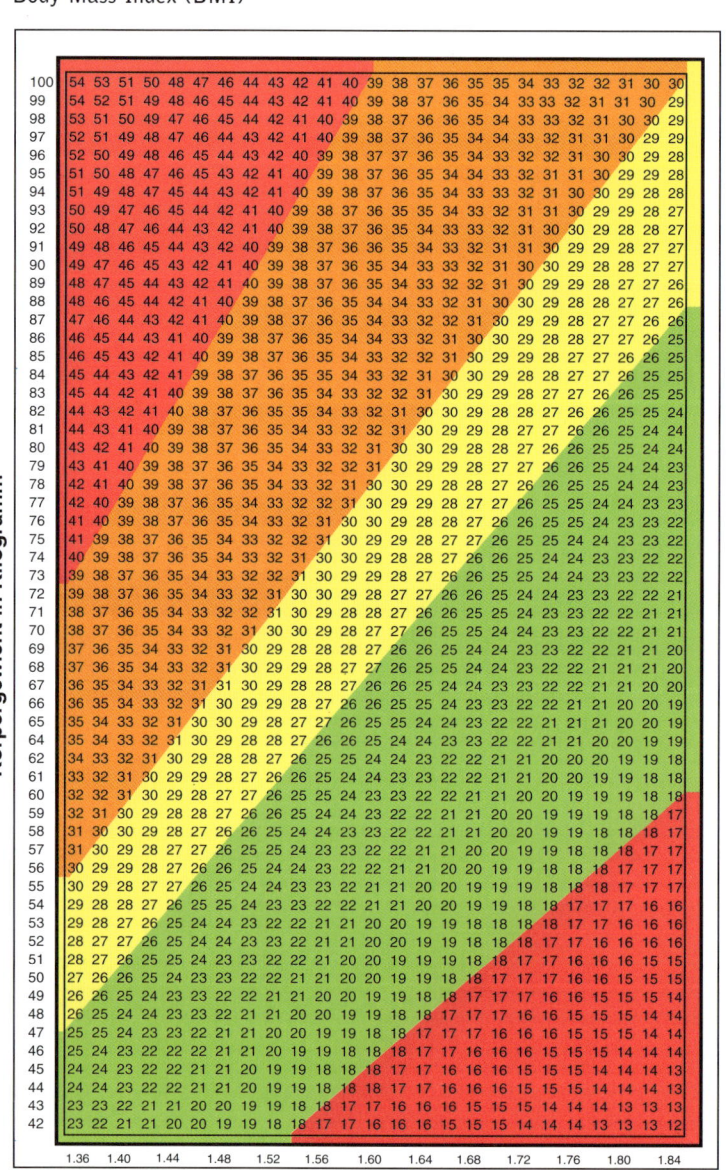

Körpergewicht in Kilogramm

Körperlänge in Metern

Quelle: VFED e.V.

G R U N D L A G E N

Die BMI-Formel:

$$BMI = \frac{\text{Körpergewicht in kg}}{\text{Körperlänge in m}^2}$$

$$\left(z.B. = \frac{68}{1,72 \times 1,72} = 23 \right)$$

BMI ab 40
Extremes Übergewicht

BMI 30 - 39
Übergewicht

BMI 26 - 29
Leichtes Übergewicht

BMI 18 - 25
Ihr Gewicht ist ok

BMI 12 - 18
Untergewicht

Ein Bauch ist so überflüssig wie ein Kropf

Zur Vorbeugung und Heilung von Erkrankungen der Schilddrüse ist es wichtig, auf das richtige Körpergewicht zu achten. Viele übergewichtige Menschen essen zu viel Zucker oder Weißmehlprodukte. Eine Bewegungstherapie, die um eine kalorienarme Kost und eventuell spezielle Medikamente ergänzt wird, erleichtert das Abnehmen.

Übergewicht kann durch Unterfunktion bedingt sein

Menschen, die trotz Reduktionskost nicht abnehmen oder schon bei geringer Kalorienaufnahme zunehmen, sollten die Schilddrüsenfunktion beim Internisten überprüfen lassen. Übergewichtige sollten prinzipiell ausreichend Jod zu sich nehmen, um genügend stoffwechselaktivierende Schilddrüsenhormone produzieren zu können. Während einer Reduktionskost sollten Sie die Einnahme von Jodtabletten mit dem Arzt absprechen.

Unerwünschte Gewichtsabnahme und Probleme beim Zunehmen?

Kaum zu glauben, aber wahr: Zunehmen ist genauso schwer wie abnehmen. Ein ungewollter Gewichtsverlust lässt sich oftmals auf eine Schilddrüsenüberfunktion zurückführen. Einen Arztbesuch sollten Sie in diesem Fall nicht hinausschieben.

Beurteilung des Körpergewichts

Das Körpergewicht wird heutzutage anhand des so genannten Körper-Massen-Index – Body-Mass-Index (BMI) – bewertet. Dieser berechnet sich aus dem Körpergewicht (in Kilogramm) im Verhältnis zur Körpergröße (in Metern) zum Quadrat. Sie können Ihren Body-Mass-Index leicht aus der Grafik auf der gegenüber liegenden Seite ablesen und auf einen Blick feststellen, ob Ihr Gewicht im grünen, gelben oder roten Bereich liegt. Bilden Sie dazu den Schnittpunkt aus Ihrer Körpergröße und Ihrem Körpergewicht.

Wieviel Energie bzw. Kalorien benötigen Sie?

Das Verhältnis von Energieverbrauch und -zufuhr bestimmt unser Körpergewicht. Ist der Verbrauch geringer als die Zufuhr, steigt das Körpergewicht. Ist es umgekehrt – wie das bei der schilddrüsengesunden Ernährung oft der Fall ist – nehmen Sie ab.

Viele gute Tipps für Ihre Gesundheit

Auf den folgenden Seiten sind praxisbezogene Ratschläge aufgelistet, die Ihnen helfen sollen, Ihre Ess- und Trinkgewohnheiten in die richtigen Bahnen zu lenken. Sie sollen einerseits dazu dienen, Ihnen die Auswahl an gesunden Nahrungsmitteln zu erleichtern, und andererseits dafür sorgen, dass der Genuss beim Essen nicht verloren geht. Die Tipps sind nicht nur für Sie allein, sondern auch als Gesundheitsvorsorge für die ganze Familie gedacht. Versuchen Sie langsam und schrittweise Ihren Speiseplan umzustellen!

- Trinken Sie jeden Tag mindestens zwei, besser noch zweieinhalb Liter Flüssigkeit. Das sind beispielsweise vier Tassen Früchtetee (500 ml), zwei Gläser Tomatensaft (400 ml), zwei Gläser Kefir (400 ml), ein Glas Orangensaft (200 ml) und eine Flasche Mineralwasser (700 ml).
- Essen Sie sich satt an pflanzlichen Nahrungsmitteln, denn nur diese liefern die gesunden Ballaststoffe. Verzehren Sie täglich mindestens 500 Gramm Obst, 500 Gramm Gemüse, 200 Gramm Kartoffeln oder Vollkornreis bzw. -teigwaren sowie vier Scheiben Vollkornbrot.
- Versuchen Sie es doch einmal mit gekochten Roggen-, Weizen- oder Dinkelkörnern als Beilage zum Mittagessen. Die Zubereitung ähnelt der von Reis. Vollkorngetreide vertreibt den Hunger, ist kalorienarm, senkt den Cholesterinspiegel und macht das Abnehmen leicht.
- Salate sind gesund – allerdings nur dann, wenn das Dressing nicht fertig aus der Flasche kommt oder schlicht Mayonnaise oder Remoulade ist. Nachfolgend zwei Grundrezepte für Salatdressing. Die Zutaten werden einfach miteinander verrührt.
- *Essig-Öl-Marinade* (1 Portion): 1 EL Walnuss- oder Kürbiskernöl, 1 EL Himbeer- oder Sherryessig, 1 EL Wasser, $\frac{1}{2}$ TL Senf, $\frac{1}{2}$ kleine fein gehackte Zwiebel, $\frac{1}{2}$ fein gehackte Knoblauchzehe, Pfeffer, fluoridiertes Jodsalz, Zucker oder Süßstoff nach Belieben, frisch gehackte Kräuter.
- *Joghurt-Marinade* (1 Portion): 2 EL Naturjoghurt, Kefir, Dickmilch (1,5 % Fett) oder Buttermilch,

1 TL Walnussöl, 1 EL Zitronensaft, 1 EL Wasser, $^1/_2$ kleine fein gehackte Zwiebel, $^1/_2$ fein gehackte Knoblauchzehe, Pfeffer, fluoridiertes Jodsalz, etwas Zucker oder Süßstoff, frisch gehackte Kräuter.

- Hülsenfrüchte sind echte Ballaststoffbomben mit reichlich Vitaminen und Mineralstoffen und zudem nahezu fettfrei und kalorienarm. Also: Essen Sie regelmäßig leckere Eintöpfe mit Hülsenfrüchten. Wie wär's beispielsweise mit einem süßsauren Linseneintopf oder einer weißen Bohnensuppe mit feinen Tomatenwürfeln?

- Pflanzliche Samen oder Nüsse liefern reichlich gesunde Ballaststoffe, Mineralstoffe (sogar Jod) und Vitamine. Bestreuen Sie Ihr Müsli oder Ihren Fruchtjoghurt mit grob gehackten und trocken in der Pfanne gerösteten Sonnenblumenkernen, Kürbiskernen, Leinsamen, Sesam oder Cashewkernen.

- Frische Kräuter verbessern das Aroma von Speisen und machen sie bekömmlicher.

- Mit fluoridiertem Jodsalz beugen Sie durch Jodmangel verursachten Schilddrüsenerkrankungen und Karies vor. Dennoch: Gehen Sie sparsam mit Salz um. Probieren Sie erst, bevor Sie nachsalzen. Gewürze und frische Kräuter können einen Teil des Salzes ersetzen.

- Bevorzugen Sie beim Einkauf Lebensmittel, die mit Jodsalz hergestellt sind und das »Jodsiegel« (s. S. 27) des Bundesministeriums für Gesundheit tragen.

- Essen Sie zwei- bis dreimal pro Woche Meeresfisch. Er liefert das lebensnotwendige Jod, das Schilddrüsenkrankheiten vorbeugt.

- Bauen Sie häufig Brokkoli, Champignons, Grünkohl, Rotkohl, Fenchel, Spinat, Endiviensalat oder Feldsalat in Ihren Speiseplan ein. Sie haben im Vergleich zu anderen Gemüsesorten einen höheren Jodgehalt.

- Vor allem Frauen, die viel häufiger als Männer an Osteoporose (Knochenschwund) erkranken, sollten reichlich Käse essen. Er enthält das wichtige Kalzium für gesunde Knochen und ist zudem relativ jodreich. Zwei Scheiben Emmentaler liefern zum Beispiel bereits über die Hälfte der täglich notwendigen Kalziummenge und rund 25 Mikrogramm Jod.

- Achten Sie beim Kauf von gekörnter Brühe, egal, ob Fleisch- oder Gemüsebrühe, darauf, dass sie mit Jodsalz hergestellt wurde.

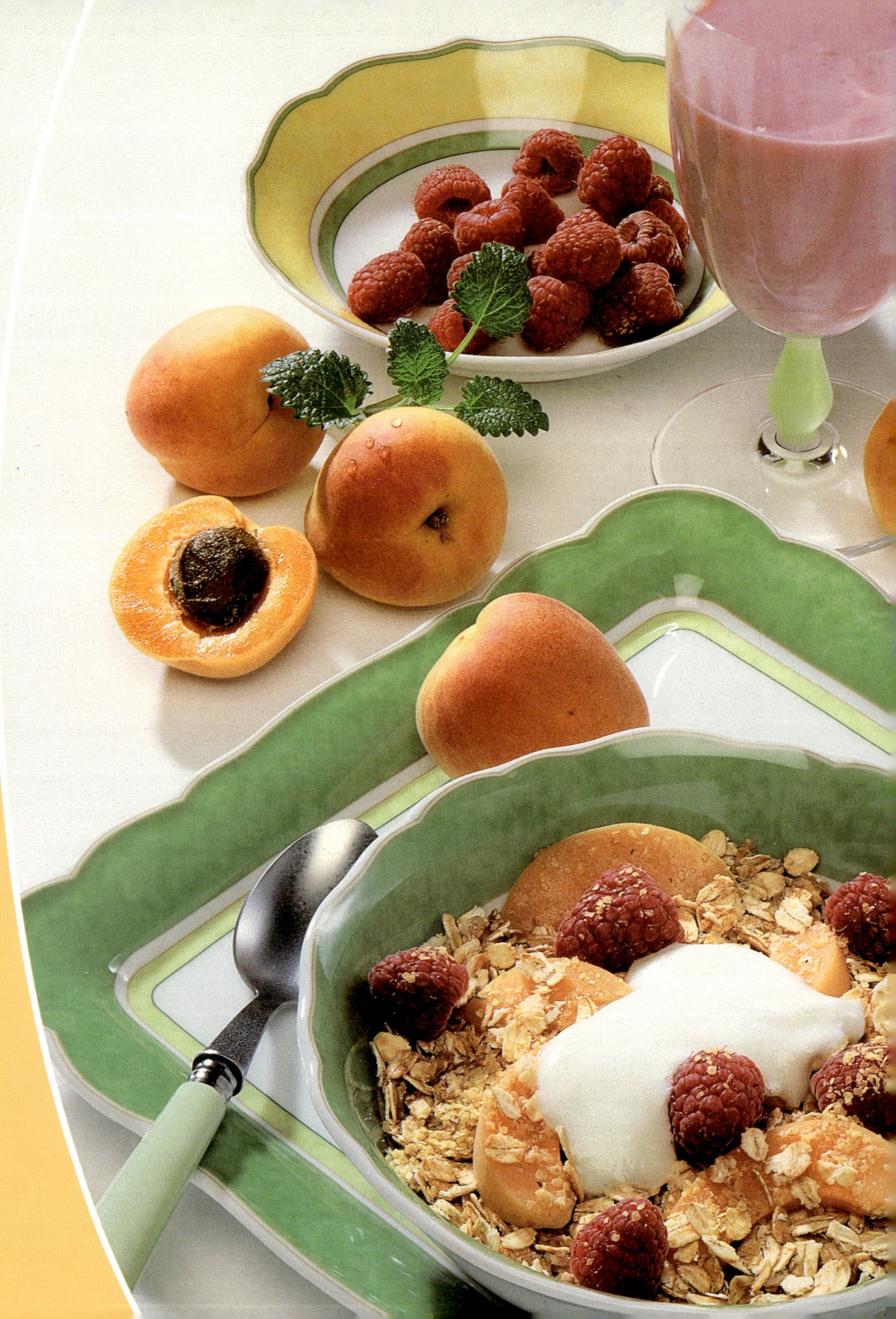

Köstliches zum Frühstück

Um gesund in den Tag zu starten, sollten Sie sich ein ausgiebiges Frühstück gönnen. Jodhaltige Frühstückszutaten sind Milchprodukte und mit Jodsalz gebackenes Brot oder Brötchen. Unsere Frühstücksbeispiele sind je nach Lust und Laune frei abwandelbar. Probieren Sie unsere Vorschläge aus und entdecken Sie die Energie, die in ihnen steckt.

ezept auf Seite 38/39

Pancake (amerikanischer Pfannkuchen)

1 Portion enthält:
448 Kilokalorien
9 g Eiweiß
13 g Fett
73 g Kohlenhydrate
6 g Ballaststoffe
9 µg Jod

Zutaten für 1 Portion:
5 EL Weizenvollkornmehl, 4 EL Natur-joghurt (3,5 % Fett), 1 Prise fluoridiertes Jodsalz, 1 EL Zucker, 2 TL Butter, 1 EL Rosinen, 1 EL Honig

Zubereitungszeit: etwa 20 Minuten
Ruhezeit: 5 bis 6 Stunden (oder über Nacht)

- Das Mehl mit dem Joghurt, dem Salz und dem Zucker zu einem dickflüssigen Brei verrühren. Den Teig 5 bis 6 Stunden (oder über Nacht) ruhen lassen.
- Die Butter in einer beschichteten Pfanne schmelzen lassen und den Teig darin zu einem dicken Pancake backen.
- Den Pancake heiß mit dem Honig servieren.

Variante

Probieren Sie den Pancake auch einmal mit frischen Heidelbeeren und verwenden Sie Ahornsirup statt Honig.

Früchtemüsli

1 Portion enthält:
283 Kilokalorien
12 g Eiweiß
6 g Fett
44 g Kohlenhydrate
5 g Ballaststoffe
18 µg Jod

Zutaten für 1 Portion:
3 EL Vollkornhaferflocken, 3 EL Natur-joghurt (1,5 % Fett), 150 ml Milch (1,5 % Fett), 1 TL Zucker, 2 Aprikosen (100 g), 1 EL tiefgekühlte Himbeeren (25 g)

Zubereitungszeit: etwa 15 Minuten, Foto Seite 36/37

- Die Vollkornhaferflocken mit dem Naturjoghurt, der Milch und dem Zucker verrühren und 5 Minuten quellen lassen.
- Die Aprikosen waschen und in kleine Stücke schneiden. Die Himbeeren auftauen lassen.
- Das Obst über die gequollenen Haferflocken geben und sofort servieren.

Variante

Zu diesem Müsli passen auch andere Früchte hervorragend, beispielsweise Erdbeeren, Heidelbeeren oder Johannisbeeren.

Beerendrink

1 Portion enthält:
169 Kilokalorien
6 g Eiweiß
3 g Fett
26 g Kohlenhydrate
7 g Ballaststoffe
12 µg Jod

Zutaten für 1 Portion:
4 EL tiefgekühlte Himbeeren (100 g),
1 EL Zucker, 150 ml Kefir (3,5 % Fett)

Zubereitungszeit: etwa 5 Minuten
Antauzeit: etwa 15 Minuten

- Die Himbeeren antauen lassen und mit dem Zucker bestreuen.
- Den Kefir zusammen mit den Himbeeren in ein Mixglas geben und auf höchster Stufe kurz pürieren.
- In ein hohes Glas geben und sofort servieren.

Variante
Auch Brombeeren eignen sich bestens für diesen Drink.

KÖSTLICHES ZUM FRÜHSTÜCK

Exotenmüsli

1 Portion enthält:
211 Kilokalorien
7 g Eiweiß
7 g Fett
28 g Kohlenhydrate
4 g Ballaststoffe
13 µg Jod

Zutaten für 1 Portion:
$^1/_2$ Kiwi, $^1/_2$ Mango, 1 frische Feige,
150 g Naturjoghurt (3,5 % Fett),
1 TL Zucker, 1 EL Weizenkeime

Zubereitungszeit: etwa 20 Minuten, Foto unten

- Die Kiwi und die Mango schälen und in kleine Würfel schneiden. Die Feige halbieren.
- Das Joghurt mit dem Zucker und zwei Dritteln der Weizenkeime glatt rühren.
- Das Obst mit dem Joghurt auf einem Teller anrichten und mit den restlichen Keimen bestreuen.

Tipp

Beachten Sie, dass Kiwis Enzyme enthalten, die in Verbindung mit Milcheiweiß Bitterstoffe entwickeln. Daher das Müsli gleich verzehren, wenn Sie die Früchte mit dem Joghurt vermischen.

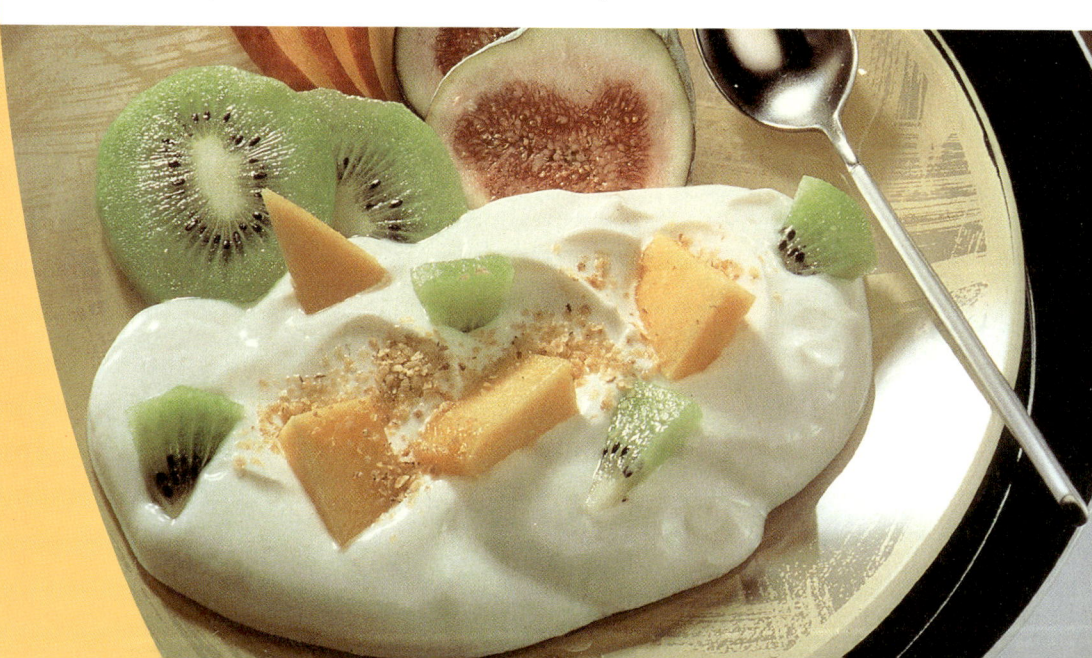

Nussbrot

1 Brotscheibe enthält:
106 Kilokalorien
3 g Eiweiß
4 g Fett
14 g Kohlenhydrate
3 g Ballaststoffe
1 µg Jod

Zutaten für ca. 12 Scheiben:
20 g Hefe, 300 ml lauwarmes Wasser,
500 g Weizenvollkornmehl, 2 TL fluoridiertes Jodsalz, 1 EL Walnüsse, 1 EL Haselnüsse, 1 EL Sonnenblumenkerne,
3 EL Walnussöl, 1 EL Sesam,
2 EL Rosinen

Zubereitungszeit: etwa 75 Minuten
Gehzeit: 1 Stunde

■ Die Hefe in dem lauwarmen Wasser auflösen. Mit dem Mehl und dem Salz zu einem geschmeidigen Teig verkneten und zugedeckt an einem warmen Ort 30 Minuten gehen lassen.

■ Walnüsse, Haselnüsse und Sonnenblumenkerne grob hacken. 2 EL Walnussöl auf kleiner Flamme erwärmen und die Nüsse und Samen darin goldgelb anrösten; dann kurz abkühlen lassen.

■ Die Nussmasse und die Rosinen unter den aufgegangenen Teig kneten.

■ Den Teig halbieren und auf einer bemehlten Arbeitsfläche zu länglichen Rollen formen. Den Backofen auf 220 °C (Ober- und Unterhitze, Umluft 200 °C, Gas Stufe 4) vorheizen.

■ Zwei Kastenformen (26 cm lang) mit dem restlichen Esslöffel Walnussöl einpinseln. Die Teigrollen in die Formen legen und nochmals zugedeckt 30 Minuten gehen lassen.

■ Die Brote danach zunächst 10 Minuten bei 220 °C (Ober- und Unterhitze, Umluft 200 °C, Gas Stufe 4) und dann 20 Minuten bei 200 °C (Ober- und Unterhitze, Umluft 180 °C, Gas Stufe 3) knusprig braun backen.

KÖSTLICHES ZUM FRÜHSTÜCK

Sonnenblumenkernbrötchen

Zutaten für 6 Stück:

125 g Grünkernmehl, 125 g Weizenvollkornmehl, $1/2$ Pck. Backpulver, 1 TL fluoridiertes
Jodsalz, 250 g Quark (20 % Fett), 1 Ei,
1 Eigelb, 1 EL Milch (3,5 % Fett),
1 EL Sonnenblumenkerne

Zubereitungszeit: etwa 60 Minuten

- Das Grünkern- und das Weizenvollkornmehl mit dem Backpulver und dem Salz vermischen.
- Den Quark und das Ei dazugeben und alle Zutaten zu einem mittel-festen, glatten Teig verkneten. Bei Bedarf noch etwas Milch dazu-geben.
- Den Backofen auf 180 °C (Ober- und Unterhitze, Umluft 160 °C, Gas Stufe 3) vorheizen.
- Aus dem Teig 6 Brötchen formen und die Oberfläche mit einem scharfen Messer kreuzweise einschneiden. Das Eigelb mit der Milch verquirlen und die Brötchen damit bepinseln. Anschließend die Sonnenblumenkerne auf den Brötchen verteilen und leicht an-drücken.
- Die Brötchen im vorgeheizten Backofen 30 Minuten backen.

Variante

Alternativen für die Sonnenblumenkerne sind Kürbiskerne, Pinien-kerne, Sesam oder Mohn.

KÖSTLICHES ZUM FRÜHSTÜCK

Dinkelmöhrenbrötchen

1 Brötchen enthält:
207 Kilokalorien
8 g Eiweiß
1 g Fett
40 g Kohlenhydrate
5 g Ballaststoffe
4 µg Jod

Zutaten für 4 Stück:
5 EL Dinkelkörner, $1/2$ Würfel Hefe,
1 TL Zucker, 5 EL Dinkelmehl, 5 EL Weizenmehl, $1/2$ Möhre (50 g), $1/2$ TL fluoridiertes Jodsalz

Zubereitungszeit: etwa 50 Minuten
Ruhezeit: etwa 50 Minuten
Quellzeit: 12 Stunden

■ Die Dinkelkörner über Nacht in reichlich Wasser einweichen, am nächsten Tag die Flüssigkeit abgießen und die Körner abspülen.

■ Die Hefe zerbröckeln und mit dem Zucker in $1/8$ l lauwarmem Wasser auflösen. Mit dem Dinkel- und dem Weizenmehl verrühren.

■ Die Möhre waschen und auf einer Reibe grob raffeln. Danach zusammen mit den Dinkelkörnern unter den Teig kneten und mit dem Salz würzen. An einem warmen Ort zugedeckt 30 bis 45 Minuten gehen lassen.

■ Den Backofen auf 200 °C (Ober- und Unterhitze, Umluft 180 °C, Gas Stufe 3) vorheizen.

■ Den Teig gründlich durchkneten, zu einer Rolle formen, in vier Stücke schneiden und Brötchen daraus formen. Diese zugedeckt nochmals 10 Minuten gehen lassen.

■ Die Oberfläche der Brötchen mit etwas Wasser einpinseln und mit einem scharfen Messer einritzen.

■ Im Backofen 20 Minuten backen.

Tipp

Sie können auch Trockenhefe verwenden, ein halbes Päckchen entspricht 20 g frischer Hefe.
Gut schmecken die Brötchen auch mit Grünkern-, Roggen- oder Haferkörnern!

KÖSTLICHES ZUM FRÜHSTÜCK

Keimmüsli

1 Portion enthält:
250 Kilokalorien
13 g Eiweiß
6 g Fett
35 g Kohlenhydrate
4 g Ballaststoffe
13 µg Jod

Zutaten für 1 Portion:
4 EL Quark (20 % Fett), 2 EL Milch
(3,5 % Fett), 1 EL Weizenkeime,
1 TL Zucker, 100 g Erdbeeren, $\frac{1}{2}$ Banane,
1 EL Cornflakes

Zubereitungszeit: etwa 15 Minuten, Foto rechts

■ Quark und Milch mit einem Schneebesen cremig schlagen, dann die Weizenkeime und den Zucker unterrühren.

■ Die Erdbeeren waschen, putzen und halbieren, die Banane schälen, in dünne Scheiben schneiden und sofort unter den Quark mengen, damit sie nicht braun wird. Anschließend die Erdbeerhälften dazugeben.

■ Die Cornflakes darüber streuen und gleich servieren.

Variante

Verwenden Sie anstelle der Weizenkeime und Cornflakes Sonnenblumenkerne, Vollkornhaferflocken, Leinsamen oder Sesam. Auch andere Beerensorten schmecken köstlich in diesem Müsli.

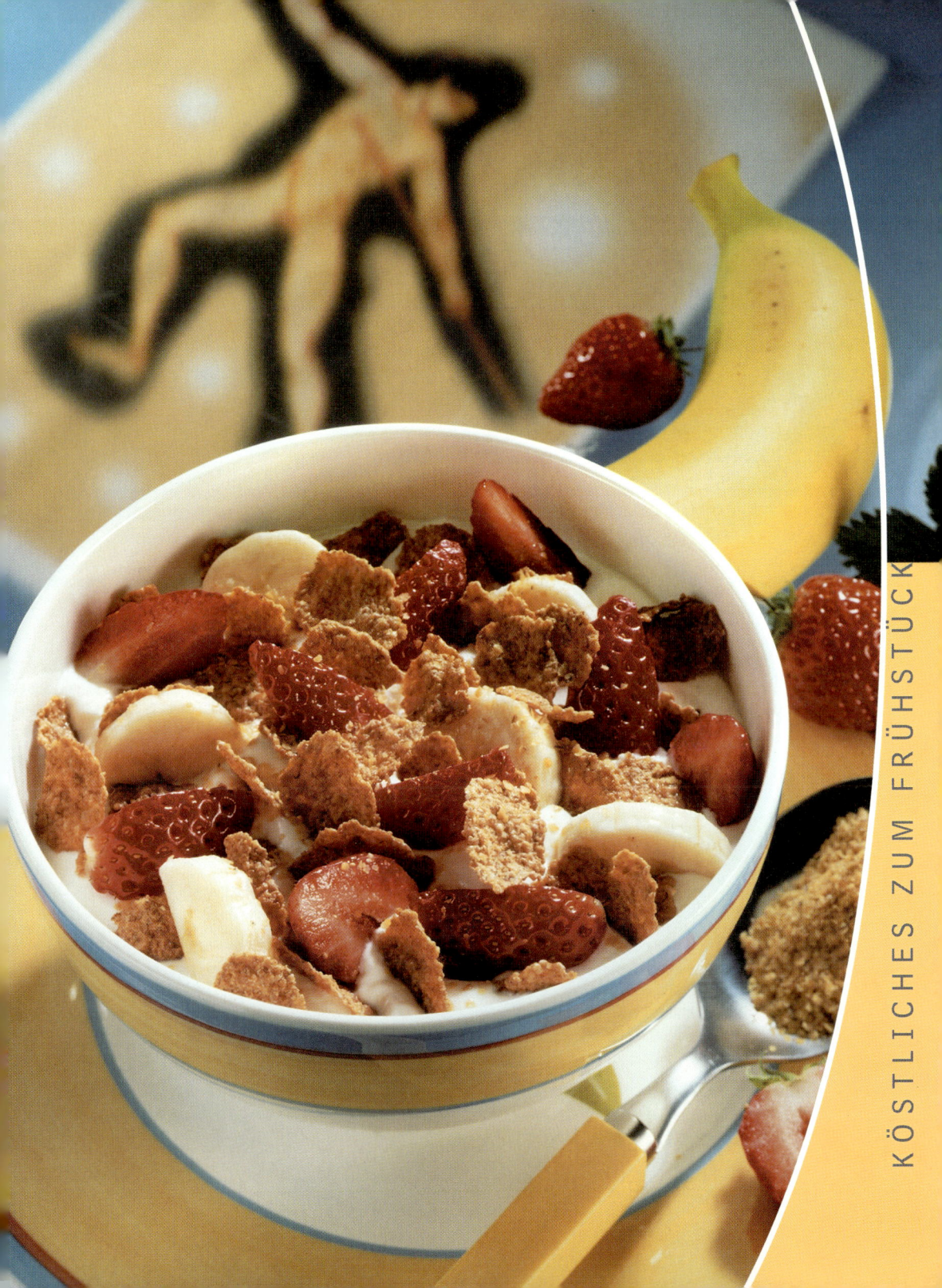

Schlemmerrührei

1 Portion enthält:

330 Kilokalorien
20 g Eiweiß
17 g Fett
24 g Kohlenhydrate
3 g Ballaststoffe
42 µg Jod

Zutaten für 1 Portion:

1 Ei, 2 EL Milch (3,5 % Fett),
$1/2$ TL fluoridiertes Jodsalz, $1/2$ TL Pfeffer,
1 EL Maiskörner (Glas / Dose), 1 EL geriebener Emmentaler (30 % Fett i. Tr.),
$1/2$ TL Olivenöl, 1 EL Schnittlauchröllchen,
2 Scheiben Vollkorntoastbrot,
1 TL Butter

Zubereitungszeit: etwa 15 Minuten

■ Ei, Milch, Salz und Pfeffer in einen tiefen Teller geben und alles mit einem Schneebesen kräftig verquirlen.

■ Maiskörner und geriebenen Käse unterrühren.

■ Das Olivenöl in einer beschichteten Pfanne erhitzen und die Masse hineingeben. Mit einem Plastikpfannenwender zerteilen und solange bei mittlerer Hitze garen, bis das Ei fest ist. Mit den Schnittlauchröllchen bestreuen.

■ In der Zwischenzeit die zwei Scheiben Vollkorntoast goldgelb toasten, mit Butter bestreichen und zusammen mit dem Rührei servieren.

Katerfrühstück

1 Portion enthält:

627 Kilokalorien
30 g Eiweiß
34 g Fett
49 g Kohlenhydrate
8 g Ballaststoffe
60 µg Jod

Zutaten für 1 Portion:

1 Vollkornbrötchen, 1 Scheibe Sonnenblumenbrot, 2 TL Butter, 30 g Emmentaler (45 % Fett i. Tr.), 2 Rollmöpse, 1 Essiggurke, 200 ml Tomatensaft, $1/2$ TL fluoridiertes Jodsalz, $1/2$ TL Pfeffer

KÖSTLICHES ZUM FRÜHSTÜCK

Zubereitungszeit: etwa 15 Minuten

- Butter auf den Vollkornbrötchenhälften und auf der Scheibe Sonnenblumenbrot verteilen.
- Die Scheibe Käse längs durchschneiden und auf der Brotscheibe in Röllchen anrichten.
- Die Rollmöpse auf den Brötchenhälften anrichten. Die Essiggurke halbieren, in Fächer schneiden und je einen Gurkenfächer auf eine Brötchenhälfte legen.
- Den Tomatensaft mit den Gewürzen mischen und zum Katerfrühstück servieren.

Gourmetfrühstück

1 Portion enthält:
392 Kilokalorien
18 g Eiweiß
15 g Fett
45 g Kohlenhydrate
9g Ballaststoffe
22 µg Jod

Zutaten für 1 Portion:
1 Sonnenblumenbrötchen , 1 Scheibe Vollkornbrot, 2 TL Butter, 2 EL Hüttenkäse (20 % Fett), 1 EL Schnittlauchröllchen, $1/2$ TL fluoridiertes Jodsalz, 20 g geräucherter Lachs, 1 TL Meerrettich

Zubereitungszeit: etwa 10 Minuten

- Das Sonnenblumenbrötchen halbieren und mit der Hälfte der Butter bestreichen.
- Den Hüttenkäse mit dem Schnittlauch und dem Salz verrühren und auf dem Brötchen verteilen.
- Das Vollkornbrot toasten und mit der restlichen Butter bestreichen, dann den geräucherten Lachs darauf legen und mit dem Meerrettich bestreichen.

KÖSTLICHES ZUM FRÜHSTÜCK

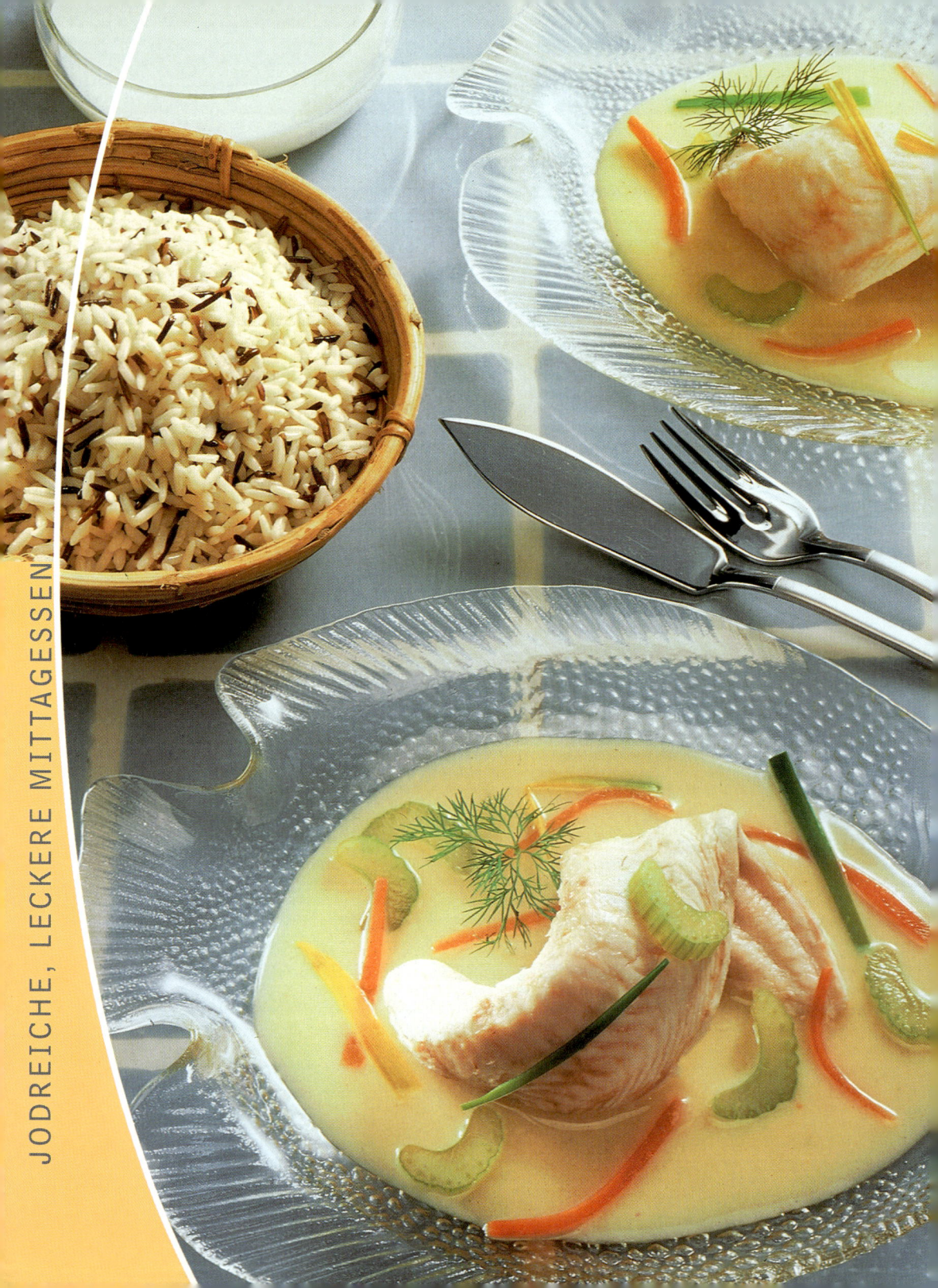

Jodreiche, leckere Mittagessen

Seefische und andere Meerestiere sind jodreiche Lebensmittel. Daher haben wir in diesem Rezeptteil viele verschiedene Möglichkeiten zur Fischzubereitung aufgeführt. Probieren Sie unsere Vorschläge doch einfach aus und lernen Sie mit uns die vielfältige Küche der Fische und Meeresfrüchte kennen und lieben. Leckere, vitamin- und ballaststoffreiche vegetarische Gerichte bringen zusätzliche Abwechslung in Ihren Speiseplan.

Rezept auf Seite 63

Fischsud

1 Portion enthält:
50 Kilokalorien
2 g Eiweiß
1 g Fett
3 g Kohlenhydrate
1 g Ballaststoffe
35 µg Jod

Zutaten für 1 Portion:
1 Lachskopf mit Gräten, $^1/_2$ unbehandelte Zitrone, $^1/_2$ kleine Zwiebel, 2 EL trockener Weißwein, $^1/_2$ TL fluoridiertes Jodsalz, $^1/_2$ Lorbeerblatt, 1 Prise Estragon

Zubereitungszeit: etwa 40 Minuten

◼ Den Lachskopf mit den Gräten in einen Topf geben und gut mit Wasser bedecken.

◼ Die Zitrone und die Zwiebel in Scheiben schneiden, den Wein, das Salz und die Gewürze zugeben und alles 30 Minuten kochen lassen.

◼ Anschließend durch ein feines Sieb gießen und für Saucen, Suppen oder Fischgerichte verwenden.

Tipp

Wenn Sie den Fischsud für unsere im Kochbuch aufgelisteten Fischrezepte als Kochwasser verwenden, erhalten Sie einen noch besseren Geschmack.

Brokkolicremesuppe

1 Portion enthält:
231 Kilokalorien
17 g Eiweiß
10 g Fett
18 g Kohlenhydrate
6 g Ballaststoffe
42 µg Jod

Zutaten für 1 Portion:
100 g frischen oder tiefgekühlten Brokkoli, 1 kleine Kartoffel, $^1/_2$ kleine Zwiebel, 1 TL Sonnenblumenöl, 4 EL Milch (3,5 % Fett), $^1/_2$ TL fluoridiertes Jodsalz, $^1/_2$ TL Pfeffer, 50 g geräucherter Lachs, 1 EL Schnittlauchröllchen

Zubereitungszeit: etwa 40 Minuten

■ Frischen Brokkoli waschen und in kleine Stücke zerteilen; tiefgefrorenen Brokkoli auftauen lassen. Die Kartoffel schälen und in Würfel schneiden. Zwiebel ebenfalls schälen und in Würfel schneiden.

■ Das Sonnenblumenöl in einem Topf erhitzen und die Zwiebelwürfel darin andünsten, den Broccoli und die Kartoffelwürfel hinzufügen.

■ Das Gemüse kurz andünsten und mit der Milch aufgießen.

■ Das Gemüse weich kochen, mit einem Pürierstab zerkleinern und mit den Gewürzen abschmecken.

■ Den in schmale Streifen geschnittenen Lachs und feine Schnittlauchröllchen über die Suppe streuen.

Variante

Statt geräuchertem Lachs eignet sich als Suppeneinlage genauso gut die jodreiche Makrele.

Reismix

1 Portion enthält:
311 Kilokalorien
7 g Eiweiß
7 g Fett
54 g Kohlenhydrate
5 g Ballaststoffe
7 µg Jod

Zutaten für 1 Portion:
4 EL Vollkornreis (60 g), 200 ml Wasser, $1/2$ TL fluoridiertes Jodsalz, $1/2$ grüne Paprikaschote, 1 Tomate, 1 TL Olivenöl, 2 EL Maiskörner (Dose/Glas), $1/2$ TL Pfeffer, $1/2$ TL Paprika

Zubereitungszeit: etwa 45 Minuten

■ Den Reis in dem Wasser unter Zusatz des Salzes in 30 bis 40 Minuten garen.

■ Die Paprikaschote und die Tomate waschen, putzen und in kleine Stücke schneiden. Das Öl in einer beschichteten Pfanne erhitzen und die beiden Gemüsesorten darin andünsten, mit den Gewürzen abschmecken.

■ Kurz vor Ende der Garzeit das angedünstete Gemüse und den Mais unter den Reis mischen und erwärmen. Mit den Gewürzen abschmecken und sofort servieren.

JODREICHE, LECKERE MITTAGESSEN

Sommernudeln

1 Portion enthält:
299 Kilokalorien
10 g Eiweiß
10 g Fett
41 g Kohlenhydrate
9 g Ballaststoffe
13 µg Jod

Zutaten für 1 Portion:
60 g Vollkorn-Eiernudeln, $^1/_2$ TL fluoridiertes Jodsalz, 1 Stück Möhre (50 g),1 Stück Zucchini (50 g), $^1/_2$ kleine Knoblauchzehe, 1 TL Sonnenblumenöl, 1 TL Sonnenblumenkerne, 1 EL gehackte Kräuter

Zubereitungszeit: etwa 20 Minuten

- Die Nudeln in reichlich Salzwasser nach Packungsaufschrift »al dente« kochen. Nach Ende der Garzeit abgießen.
- In der Zwischenzeit die Möhre und die Zucchini waschen und in schmale Streifen schneiden. Die Knoblauchzehe schälen und fein hacken.
- Das Öl in einer beschichteten Pfanne erhitzen und die Gemüsestreifen und Knoblauchwürfel darin andüsten.
- Die Nudeln zu dem Gemüse geben und mit den Sonnenblumenkernen und den Kräutern bestreut servieren.

Tipp

Vollkorn-Eiernudeln sind die jodreichste Nudelsorte, ebensogut können Sie auch Vollkornnudeln ohne Ei verwenden, denn auch diese Nudelsorte enthält wertvolles Jod und Ballaststoffe. Ballaststoffe regeln die Verdauung, senken den Cholesterinspiegel, machen lange satt und reduzieren das Dickdarmkrebsrisiko.

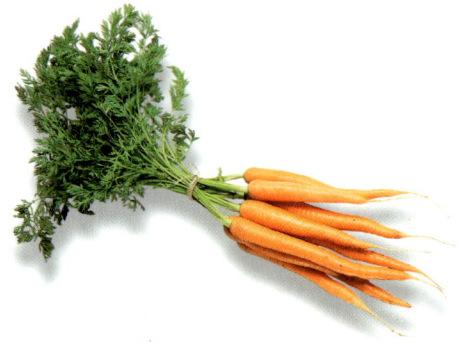

JODREICHE, LECKERE MITTAGESSEN

Schellfisch mit Gurkengemüse

<table>
<tr><td>

1 Portion enthält:

248 Kilokalorien
30 g Eiweiß
10 g Fett
10 g Kohlenhydrate
2 g Ballaststoffe
253 µg Jod

</td><td>

Zutaten für 1 Portion:

130 g Schellfisch (frisch oder tiefgekühlt), 1 EL Zitronensaft, $1/2$ TL fluoridiertes Jodsalz, 1 Stück Salatgurke, 1 EL Crème fraîche, $1/2$ TL Pfeffer, 1 TL gehackter Dill, 1 EL Vollkornmehl, 1 TL Sonnenblumenöl

</td></tr>
</table>

Zubereitungszeit: etwa 30 Minuten, Foto unten

- Das Fischfilet mit Zitronensaft beträufeln und mit Salz bestreuen. Einige Minuten ziehen lassen.
- Die Gurke waschen, schälen, von den Kernen befreien und in fingerdicke Stücke schneiden. Die Gurkenstücke in wenig Salzwasser bissfest garen. Die Crème fraîche mit dem Pfeffer und dem Dill glattrühren und unter das Gemüse rühren.
- Das Fischfilet abtupfen und im Mehl wenden, das Öl in einer beschichteten Pfanne erhitzen und das Filet darin anbraten. Zusammen mit dem Gurkengemüse servieren.

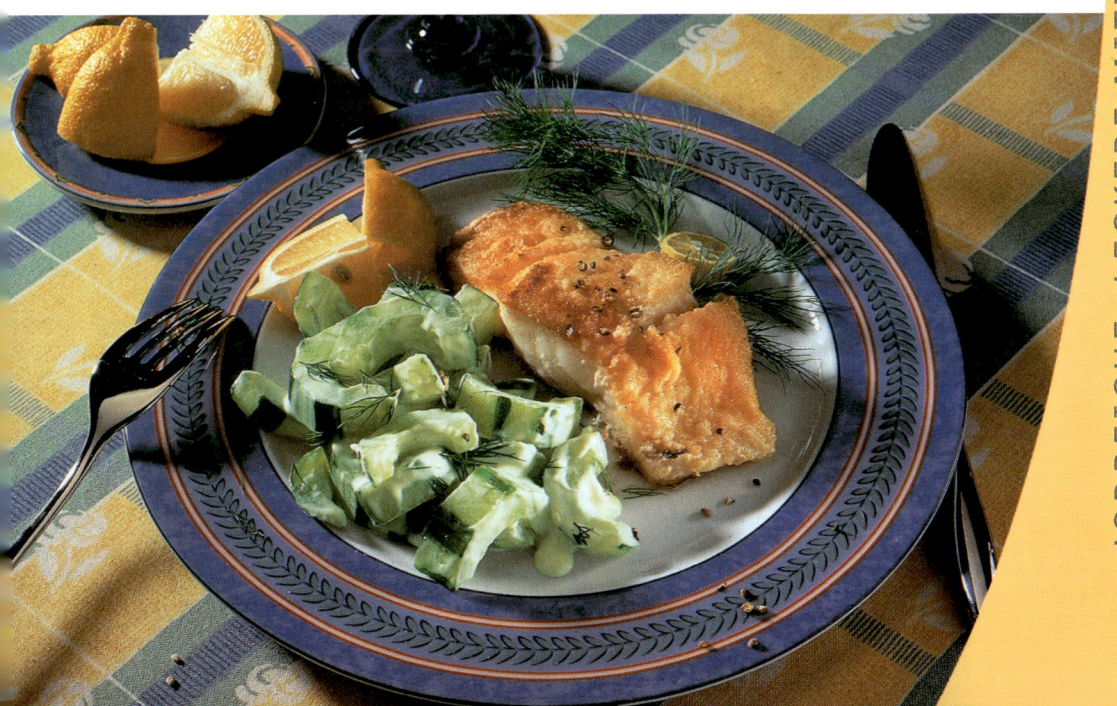

JODREICHE, LECKERE MITTAGESSEN

Nudeln in Muschelsauce

1 Portion enthält:
512 Kilokalorien
26 g Eiweiß
8 g Fett
79 g Kohlenhydrate
7 g Ballaststoffe
116 µg Jod

Zutaten für 1 Portion:

250 g frische Muscheln (oder 125 g Muscheln aus dem Glas), $1/2$ kleine Knoblauchzehe, $1/2$ kleine rote Chillischote, 1 TL Olivenöl, 2 EL trockener Weißwein, 100 g Nudeln ohne Ei, $1/2$ TL fluoridiertes Jodsalz, $1/2$ TL Pfeffer, $1/2$ TL gehackte Petersilie

Zubereitungszeit: etwa 40 Minuten

- Die Muscheln gründlich waschen, offene oder beschädigte Exemplare aussortieren und wegwerfen.
- 150 ml Wasser in einem breiten Topf aufkochen lassen, die Muscheln hineingeben und zugedeckt etwa 5 Minuten dünsten, bis sich die Schalen öffnen. Anschließend in ein Sieb geben und den Sud auffangen. Die Muscheln eventuell aus den Schalen lösen, noch geschlossene Muscheln wegwerfen.
- Den Knoblauch schälen und fein hacken. Die Chillischote waschen, putzen und in feine Ringe schneiden. Sie kann höllisch scharf sein, deshalb am besten Handschuhe anziehen! Alles in einem großen Topf in Olivenöl andünsten, mit Wein und Muschelsud ablöschen und etwas einkochen lassen.
- Die Nudeln in Salzwasser bissfest garen und gut abtropfen lassen.
- Die Muscheln kurz in der Sauce erhitzen, abschmecken und die Nudeln darunter heben.
- Mit der gehackten Petersilie bestreuen.

JODREICHE, LECKERE MITTAGESSEN

Kräuterkartoffeln

<table>
<tr><td>

1 Portion enthält:

220 Kilokalorien
4 g Eiweiß
9 g Fett
30 g Kohlenhydrate
5 g Ballaststoffe
9 µg Jod

</td></tr>
</table>

Zutaten für 1 Portion:

5 kleine Kartoffeln (200 g), 2 TL Butter, 1 Prise Pfeffer, $1/2$ kleine Knoblauchzehe, 1 TL gehackte, frische Petersilie, 1 TL gehackter frischer Rosmarin, $1/2$ TL fluoridiertes Jodsalz, $1/2$ TL zerstoßener schwarzer Pfeffer

Zubereitungszeit: etwa 30 Minuten

- Die Kartoffeln gut waschen und in wenig Wasser bissfest kochen.
- Die Butter in einer Pfanne erhitzen, die Kartoffeln halbieren, in die Pfanne geben und mit dem Pfeffer abschmecken. Bei mittlerer Hitze 5 bis 10 Minuten gar schwenken, dabei häufig wenden, damit die Kartoffeln gleichmäßig gebräunt werden.
- Die Knoblauchzehe schälen und fein hacken, die Kräuter und den Knoblauch unter die Kartoffeln mischen. Mit dem Salz und dem zerstoßenen Pfeffer abschmecken und heiß servieren. Dazu passt ein knackig-frischer Salat.

Variante

Ebenfalls geeignet sind Thymian und Oregano. Sie können auch getrocknete Kräuter verwenden.

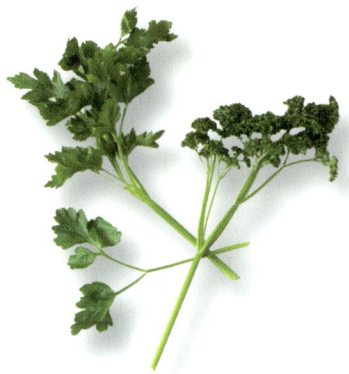

JODREICHE, LECKERE MITTAGESSEN

Riesengarnelen am Spieß

<table>
<tr><td>1 Portion enthält:</td></tr>
<tr><td>147 Kilokalorien
10 g Eiweiß
6 g Fett
12 g Kohlenhydrate
2 g Ballaststoffe
54 µg Jod</td></tr>
</table>

Zutaten für 1 Portion:

Für die Garnelenspieße:
4 tiefgekühlte Riesengarnelen à 40 g,
1 TL Zitronensaft, $1/2$ Scheibe Vollkorntoast,
$1/2$ kleine Knoblauchzehe, 1 TL Olivenöl,
1 Zweig Petersilie, 1 Zweig Oregano

Für die Salsa:
1 EL Tomatenketchup, $1/2$ TL fluoridiertes
Jodsalz, $1/2$ TL Cayennepfeffer, $1/2$ TL Paprikapulver, 1 TL Maiskörner, 1 Stück Chilischote

Zubereitungszeit: etwa 30 Minuten, Foto rechts

- Die Garnelen auftauen lassen und mit dem Zitronensaft beträufeln.
- Den Vollkorntoast in grobe Würfel schneiden.
- Die Knoblauchzehe schälen, in feine Würfel schneiden und dann in einer Pfanne mit Öl andünsten.
- Die Garnelen und die Weißbrotwürfel abwechselnd auf zwei Spieße stecken und in dem Knoblauchöl anbraten.
- In der Zwischenzeit das Tomatenketchup mit den Gewürzen abschmecken, dann mit den Maiskörnern und der fein geschnittenen Chilischote vermengen.
- Die Spieße am Ende der Garzeit mit den gewaschenen und gehackten Kräutern bestreuen.

Tipp

Die Spieße eignen sich hervorragend für die Grillparty. Variieren Sie die Zutaten dem Geschmack Ihrer Gäste entsprechend. Gut eignen sich in Knoblauchöl eingelegte Gemüse wie kleine Champignons, Zucchini oder Auberginen.
Wenn Sie die Spieße als Vorspeise servieren, dann reichen Sie doch noch einen knackigen Salat dazu.

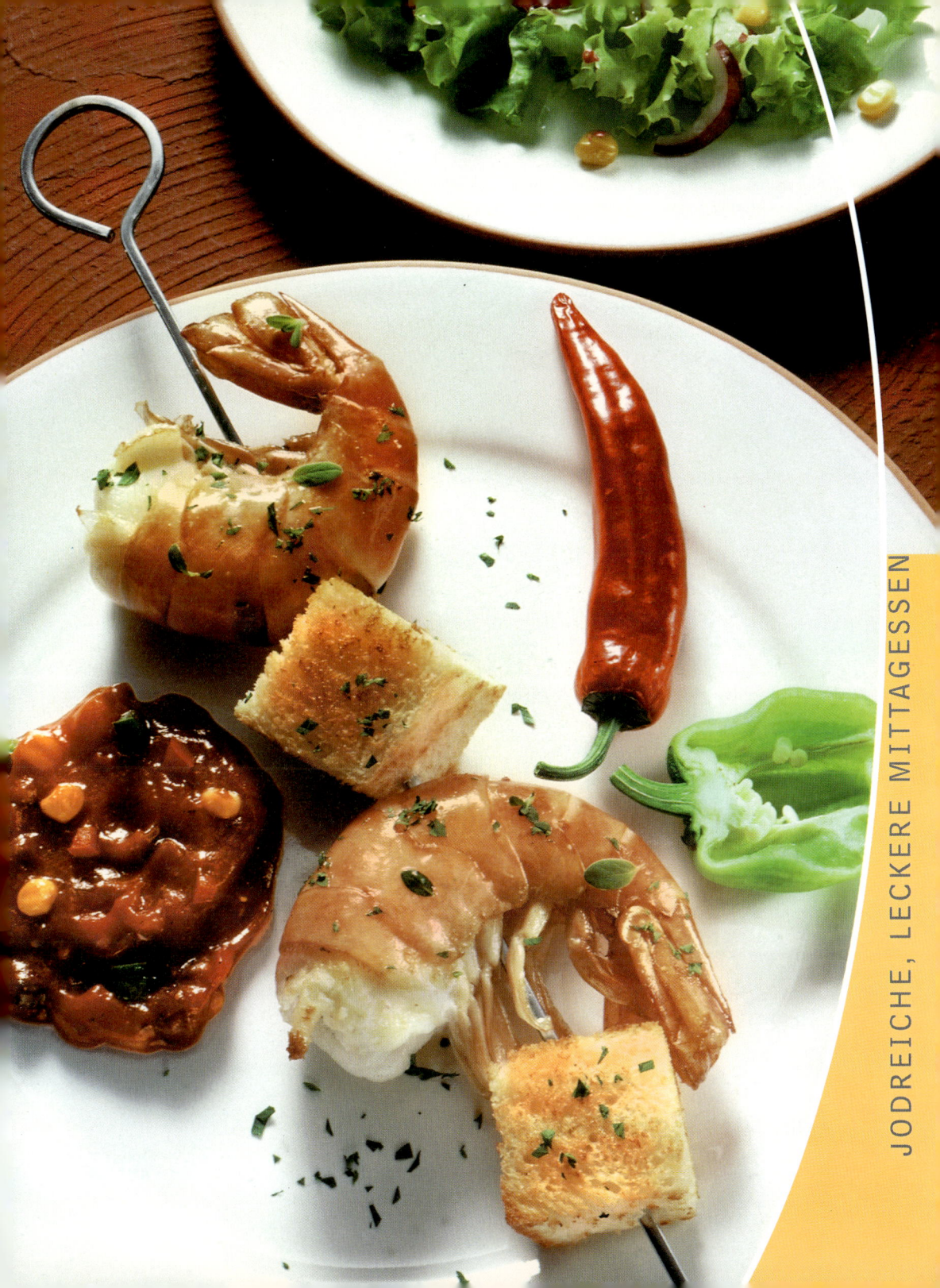

Rotbarsch mit Chinakohl

1 Portion enthält:
484 Kilokalorien
41 g Eiweiß
19 g Fett
33 g Kohlenhydrate
8 g Ballaststoffe
131 µg Jod

Zutaten für 1 Portion:
2 mittelgroße Kartoffeln, 60 ml Milch (3,5 % Fett), 1 TL Meerrettich, 150 g Rotbarschfilet (frisch oder tiefgekühlt), 1 EL Zitronensaft, 150 g Chinakohl, 1 kleine Tomate, $1/2$ kleine Zwiebel, 1 TL Olivenöl, 2 EL Schmand (24 % Fett), $1/2$ TL fluoridiertes Jodsalz, $1/2$ TL Pfeffer, $1/2$ TL Curry, $1/2$ TL Paprika (edelsüß)

Zubereitungszeit: etwa 70 Minuten

■ Die Kartoffeln waschen und als Pellkartoffeln garen. Die Kartoffeln anschließend schälen, durch eine Kartoffelpresse drücken und mit der Milch und dem Meerrettich zu Püree verarbeiten.

■ Das Rotbarschfilet mit dem Zitronensaft beträufeln und 5 Minuten ziehen lassen.

■ Den Chinakohl putzen, waschen und in 1 cm breite Streifen schneiden. Die Tomate waschen, halbieren, den Stengelansatz herausschneiden und das Fruchtfleisch würfeln. Die Zwiebel schälen und fein würfeln.

■ Das Olivenöl in einer beschichteten Pfanne erhitzen und die Zwiebel, den Chinakohl und die Tomaten darin andünsten.

■ Das Fischfilet auf das Gemüsebett setzen, abdecken und 8 bis 10 Minuten garen.

■ Den Fisch vorsichtig herausnehmen und kurz warmstellen, den Schmand mit den Gewürzen glattrühren und unter das Gemüse geben.

■ Den Kartoffelbrei gemeinsam mit dem Fisch und dem Gemüse servieren.

Variante

Ein jodreiches Gemüse ist Grünkohl, der sich als Alternative zum Chinakohl verwenden lässt.

JODREICHE, LECKERE MITTAGESSEN

Goldbarsch in Kräuterkruste mit Ratatouille

1 Portion enthält:
493 Kilokalorien
40 g Eiweiß
32 g Fett
12 g Kohlenhydrate
8 g Ballaststoffe
148 µg Jod

Zutaten für 1 Portion:

Für den Fisch:

150 g Goldbarschfilet, 1 TL Rotweinessig, $1/2$ TL fluoridiertes Jodsalz, 1 EL Sesam, 1 EL frisch gehackte Kräuter (z. B. Petersilie, Schnittlauch, Dill), 1 EL Olivenöl

Für das Gemüse:

1 Stück Zucchini (50 g), $1/2$ rote Paprikaschote (40 g), 1 Stück Aubergine (50 g), 1 kleine Tomate (60 g), $1/2$ kleine Zwiebel, $1/2$ kleine Knoblauchzehe, 1 TL Olivenöl, $1/2$ TL fluoridiertes Jodsalz, $1/2$ TL Pfeffer, $1/2$ TL Thymian, $1/2$ TL Majoran

Zubereitungszeit: etwa 40 Minuten

- Das Fischfilet mit dem Essig beträufeln, dem Salz bestreuen und kurz ziehen lassen.
- Die Sesamsamen und die Kräuter miteinander mischen.
- Das Fischfilet abtupfen und in der Sesamkräutermischung von beiden Seiten panieren.
- Das Öl in einer beschichteten Pfanne erhitzen und das Fischfilet darin goldgelb anbraten.
- Das Gemüse waschen, putzen und in Würfel schneiden. Die Zwiebel und die Knoblauchzehe schälen und fein hacken.
- Das Öl in einer Pfanne erhitzen und die Zwiebel- und Knoblauchwürfel darin andünsten, die Gemüsewürfel dazugeben und mit den Gewürzen und Kräutern abschmecken. Einige Minuten köcheln lassen und bei Bedarf noch Wasser hinzufügen.
- Das Ratatouille gemeinsam mit dem Fisch servieren. Dazu Kartoffeln reichen.

Pfannkuchen mit Brokkolifüllung

1 Portion enthält:

457 Kilokalorien
23 g Eiweiß
25 g Fett
34 g Kohlenhydrate
8 g Ballaststoffe
36 µg Jod

Zutaten für 1 Portion:
50 g Weizenvollkornmehl, 3 EL Milch
(3,5 % Fett), $1/2$ Ei, $1/2$ TL fluoridiertes
Jodsalz, 100 g Brokkoli, 2 TL Sonnenblumenöl, 1 Scheibe Emmentaler
(45 % F. i. Tr.)

Zubereitungszeit: etwa 20 Minuten
Ruhezeit: etwa 10 Minuten

- Das Mehl in eine Schüssel sieben, die Milch und das Ei dazugeben und mit einem Schneebesen gut verrühren. Falls der Teig zu fest ist, noch Wasser dazugeben. Mit dem Salz abschmecken. Den Teig 5 bis 10 Minuten ruhen lassen.
- Den Brokkoli in wenig Salzwasser bissfest kochen.
- Die Hälfte des Öls in einer beschichteten Pfanne erhitzen und aus der Hälfte des Teiges einen Pfannkuchen backen. Das restliche Öl in die Pfanne geben und den Rest des Teiges zu einem Pfannkuchen ver-backen.
- Den Brokkoli in die beiden Pfannkuchen legen, mit dem kleinge-schnittenem Käse bestreuen, zusammenrollen und servieren.

Exotisches Fischragout

1 Portion enthält:

319 Kilokalorien
29 g Eiweiß
16 g Fett
14 g Kohlenhydrate
7 g Ballaststoffe
188 µg Jod

Zutaten für 1 Portion:
$1/2$ rote Zwiebel, 1 Möhre, $1/2$ kleiner Apfel,
130 g Kabeljaufilet (frisch oder tiefgekühlt), 1 EL Zitronensaft, $1/2$ TL fluoridiertes Jodsalz, 1 TL Sonnenblumenöl,
$1/2$ TL Curry, $1/2$ TL Paprika, $1/2$ TL Kurkuma, 1 EL Apfelsaft, 1 EL Kokosraspeln,
1 TL gehackte Pistazienkerne

Zubereitungszeit: etwa 30 Minuten, Foto unten

- Die Zwiebel schälen und in kleine Würfel schneiden. Die Möhre und den Apfel waschen, putzen. Die Möhre in Stifte und den Apfel in Spalten schneiden.
- Das Kabeljaufilet in Würfel schneiden, mit dem Zitronensaft beträufeln und dem Salz bestreuen.
- Das Öl erhitzen, die Zwiebel und Möhrenstücke andünsten, die Äpfel und Fischstücke dazugeben, alles mit Pfeffer, Curry, Paprika und Kurkuma würzen.
- Den Apfelsaft dazugeben und das Fischragout abgedeckt kurz köcheln lassen.
- Die Kokosraspeln in einer beschichteten Pfanne, ohne Fettzugabe, anrösten und unter das Fischragout heben.
- Das Gericht mit den gehackten Pistazienkernen bestreuen und gleich servieren.

Tipp

Reichen Sie als Beilage zum Fischragout Pistazienreis. Für eine Portion rechnen Sie 50 Gramm Naturreis. Mit der dreifachen Menge an Wasser nach Packungsaufschrift zubereiten und mit einem Eßlöffel gehackten Pistazien vermischen.

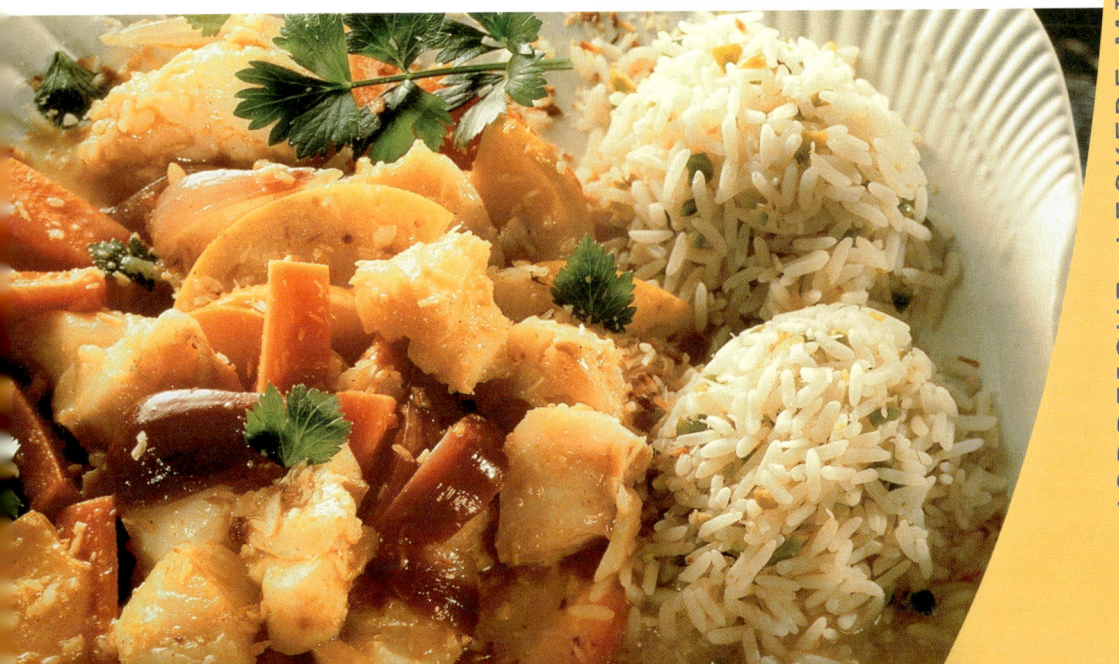

JODREICHE, LECKERE MITTAGESSEN

Paella

1 Portion enthält:
486 Kilokalorien
39 g Eiweiß
9 g Fett
62 g Kohlenhydrate
8 g Ballaststoffe
200 µg Jod

Zutaten für 1 Portion:

3 Riesengarnelen (tiefgekühlt), 3 EL Krabben (tiefgekühlt), 50 g Kabeljaufilet (frisch/tiefgekühlt), 1 TL Zitronensaft, 50 g Muscheln aus dem Glas, 2 EL Erbsen (tiefgekühlt), 2 EL Bohnen (tiefgekühlt), 1 Stück Zucchini (50 g), $^1/_2$ rote Paprikaschote (40 g), $^1/_2$ kleine Zwiebel, $^1/_2$ kleine Knoblauchzehe, 1 TL Olivenöl, 60 g Vollkornreis, 150 ml Gemüsebrühe, $^1/_2$ TL Kurkuma, $^1/_2$ TL Safran, $^1/_2$ TL Thymian, $^1/_2$ TL Rosmarin, $^1/_2$ TL Pfeffer, $^1/_2$ TL fluoridiertes Jodsalz

Zubereitungszeit: etwa 60 Minuten

- Die Garnelen, die Krabben und das Kabeljaufilet auftauen lassen. Danach mit dem Zitronensaft beträufeln. Die Muscheln abtropfen lassen.
- Die Erbsen und die Bohnen ebenfalls auftauen lassen. Die Zucchini und die Paprikaschote waschen, putzen und in Würfel schneiden. Die Zwiebel und die Knoblauchzehe schälen und in kleine Würfel schneiden.
- Das Öl in einem Topf erhitzen, und die Zwiebel- und Knoblauchwürfel darin andünsten. Den Reis dazugeben und kurz mitdünsten lassen. Mit der Gemüsebrühe aufgießen und 30 bis 40 Minuten köcheln lassen, bei Bedarf noch Wasser dazugeben.
- 15 Minuten vor Ende der Garzeit die Erbsen und die Bohnen zum Reis geben und mitgaren.
- Die Paella mit den Gewürzen abschmecken und 10 Minuten vor Ende der Garzeit die restlichen Zutaten zugeben.

Scholle in Weißweinsauce

1 Portion enthält:
317 Kilokalorien
36 g Eiweiß
12 g Fett
10 g Kohlenhydrate
7 g Ballaststoffe
80 µg Jod

Zutaten für 1 Portion:

150 g Schollenfilet (frisch oder tiefgekühlt), 1 EL Zitronensaft, $1/2$ TL fluoridiertes Jodsalz, 3 Schalotten oder $1/2$ kleine Zwiebel, 1 TL Sonnenblumenöl, 2 EL Weißwein (trocken), 1 EL Kaffeesahne, $1/2$ TL Pfeffer, 1 Stück Lauch (100 g), 1 Möhre (80 g), 1 Stück Bleichsellerie (50 g), 2 Zweige Dill

Zubereitungszeit: etwa 40 Minuten, Foto auf Seite 48/49

- Das Schollenfilet mit dem Zitronensaft beträufeln und mit dem Salz bestreuen, 5 Minuten ziehen lassen.
- Die Schalotten bzw. die Zwiebel schälen und in kleine Würfel schneiden.
- Das Öl in einem Topf erhitzen, die Zwiebelwürfel darin goldgelb andünsten, mit dem Wein aufgießen, kochen lassen. Die Kaffesahne und den Pfeffer zugeben und die Sauce nochmals kochen lassen.
- Das Fischfilet in wenig kochendes Wasser geben und 5 Minuten köcheln lassen (Fischfond aufheben), danach in die Weinsauce legen und dort einige Minuten ziehen lassen.
- Inzwischen das Gemüse waschen, putzen und in schmale Streifen schneiden.
- Die Gemüsestreifen in dem Fischfond einige Minuten garen lassen.
- Das Gemüse zum Fisch geben, bei Bedarf noch etwas Fischfond zur Sauce geben, mit dem Dill garnieren und sofort servieren.

Tipp

Reichen Sie zu diesem Gericht als Beilage Naturreis-Wildreis-Risotto. Verwenden Sie für eine Portion 25 Gramm Naturreis, 25 Gramm Wildreis, die dreifache Menge Wasser und garen Sie den Reis nach Packungsaufschrift.

JODREICHE, LECKERE MITTAGESSEN

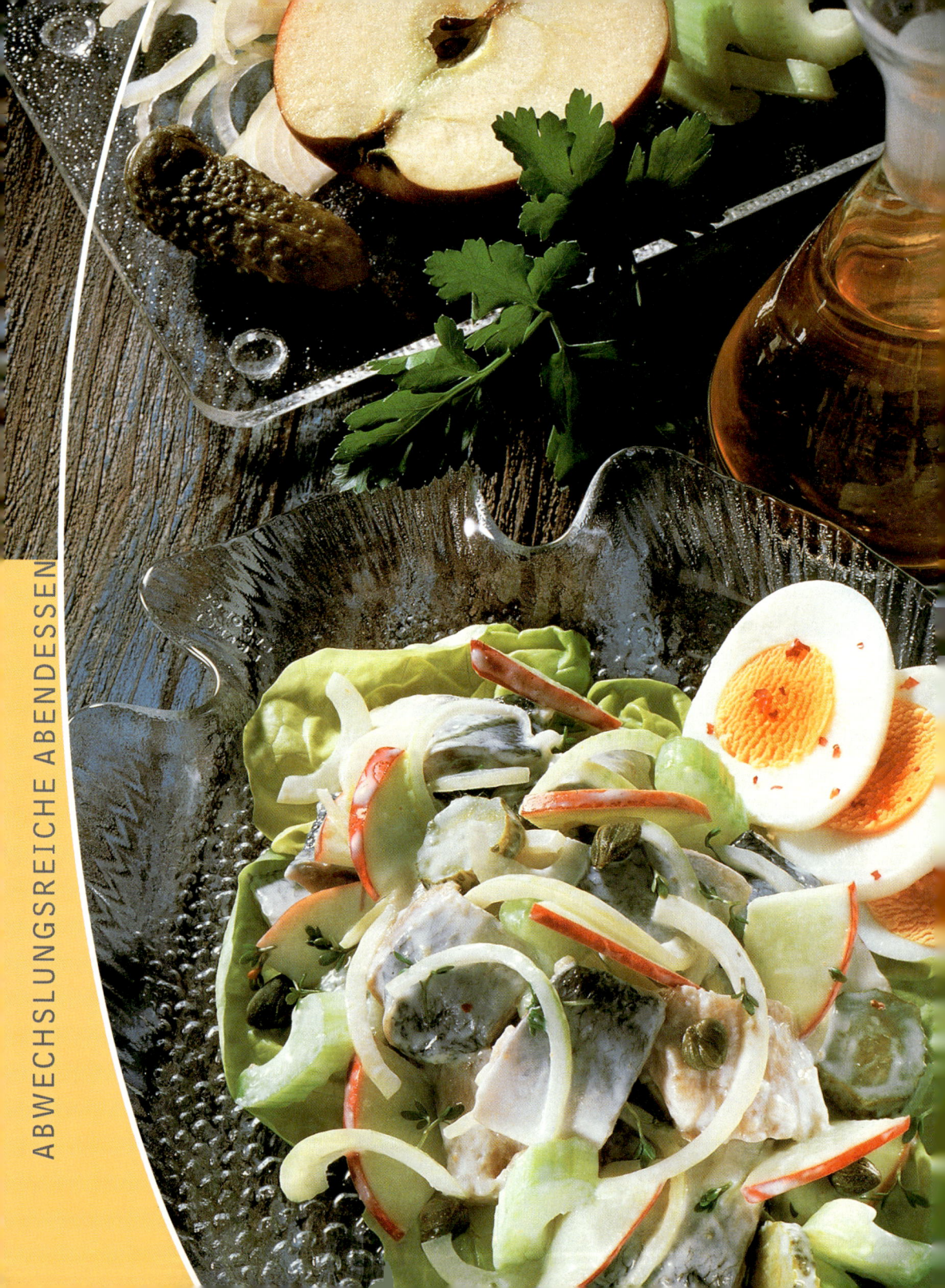

Abwechslungs-reiche Abendessen

Abendessen einmal anders: Bei den köstlichen Fischrezepten, die wir hier zusammengestellt haben, werden Erinnerungen an den letzten Mittelmeerurlaub wach – und gleichzeitig sorgen die Gerichte für eine ausreichende Jodzufuhr. Aber auch eine schmackhafte Milchmahlzeit oder ein gebackener Camembert können dazu beitragen, auf genussreiche Art vor Jodmangel zu schützen.

ezept auf Seite 68/69

Kartoffelcremesuppe

1 Portion enthält:

327 Kilokalorien
23 g Eiweiß
12 g Fett
30 g Kohlenhydrate
5 g Ballaststoffe
46 µg Jod

Zutaten für 1 Portion:

80 g geräucherter Lachs, 2 Zweige Dill,
1 TL Senf, 2 mittelgroße Kartoffeln (150 g),
$^1/_2$ kleine Zwiebel, 1 TL Olivenöl, 100 ml
Milch (1,5 % Fett), $^1/_2$ TL fluoridiertes Jodsalz, $^1/_2$ TL Pfeffer

Zubereitungszeit: etwa 45 Minuten

- Den Lachs in schmale Streifen schneiden. Den Dill waschen und klein schneiden, den Senf mit dem Dill verrühren und die Lachsstreifen damit vermengen. Das Ganze einige Zeit ziehen lassen.
- Die Kartoffeln waschen, schälen und in kleine Stücke schneiden. Die Zwiebel schälen und fein würfeln.
- Das Öl in einem Topf erhitzen und die Zwiebelwürfel darin goldgelb andünsten. Die Kartoffelstücke dazugeben und kurz mitdünsten. Die Milch dazugießen, mit den Gewürzen abschmecken und auf kleiner Flamme köcheln lassen, bei Bedarf noch Wasser zugeben.
- Die Suppe mit einem Pürierstab pürieren und mit den marinierten Lachsstreifen servieren.

Schlemmertoast »Sylt«

1 Portion enthält:

276 Kilokalorien
21 g Eiweiß
12 g Fett
20 g Kohlenhydrate
3 g Ballaststoffe
51 µg Jod

Zutaten für 1 Portion:

2 Scheiben Vollkorntoast, 4 EL Krabben,
aus dem Glas (40 g), 1 Scheibe geräucherter Lachs (20 g), 30 g Mozzarella
(45 % Fett i. Tr.), 1 TL Meerrettich,
1 EL Schmand (24 % Fett), $^1/_2$ TL Pfeffer,
1 Zweig Dill

Zubereitungszeit: etwa 30 Minuten

- Den Backofen auf 200 °C Ober- und Unterhitze (Umluft 180 °C, Gas Stufe 3) vorheizen.
- Die Toastscheiben auf ein Backblech legen.
- Die Krabben abtropfen lassen, den Lachs in Streifen schneiden.
- Den Mozzarella abtropfen lassen und in Würfel schneiden.
- Den Meerrettich mit dem Schmand glattrühren und mit dem Pfeffer abschmecken.
- Die Dillkräuter waschen und fein hacken.
- Alle Zutaten miteinander vermengen und auf die beiden Toastscheiben streichen. Die Toasts 10 bis 15 Minuten im Backofen überbacken.

Gebackener Camembert

1 Portion enthält:
719 Kilokalorien
38 g Eiweiß
37 g Fett
60 g Kohlenhydrate
4 g Ballaststoffe
31 µg Jod

Zutaten für 1 Portion:
1 kleines Ei, 1 kleiner Camembert
(30 % Fett i. Tr., 125 g), 2 EL Paniermehl,
1 EL Sonnenblumenöl, 2 EL Preiselbeermarmelade, 2 Scheiben Vollkorntoastbrot

Zubereitungszeit: etwa 20 Minuten

- Den Camembert in dem verquirlten Ei, anschließend in dem Paniermehl wenden.
- Das Öl in einer beschichteten Pfanne erhitzen und den panierten Käse darin bei geringer Hitze backen. Der Käse beginnt sich zu wölben, wenn er fertig ist.
- Die Toastscheiben goldgelb toasten und zusammen mit dem gebackenen Camembert und der Preiselbeermarmelade servieren.

Tipp:
Probieren Sie auch einmal gebackenen Schafskäse! Nehmen Sie einfach anstatt des Camembert die gleiche Menge Schafskäse. Reichen Sie dazu einen knackigen Salat.

ABWECHSLUNGSREICHE ABENDESSEN

Feldsalat griechisch

1 Portion enthält:
229 Kilokalorien
10 g Eiweiß
20 g Fett
3 g Kohlenhydrate
2 g Ballaststoffe
28 µg Jod

Zutaten für 1 Portion:
40 g Feldsalat, $1/2$ kleine, blaue Zwiebel (30 g), 2 TL Olivenöl, 1 TL Weißweinessig, $1/2$ TL Senf, 6 Cocktailtomaten (30 g), 50 g Schafskäse (45 % Fett i. Tr.)

Zubereitungszeit: etwa 30 Minuten

- Den Feldsalat waschen und putzen.
- Die Zwiebel schälen und in kleine Würfel schneiden.
- Aus dem Öl, dem Essig und dem Senf eine Salatsauce herstellen.
- Die Cocktailtomaten waschen und halbieren. Den Schafskäse in Würfel schneiden.
- Den Salat mit der Sauce vermischen und die Tomaten und Käsestücke darüberstreuen.

Tipp:

Reichen Sie zum Salat ein knusprig aufgebackenes Baguette. Sie können den Geschmack noch verfeinern, indem Sie das Brot vor dem Backen mit einer halben Knoblauchzehe und einigen Tropfen Olivenöl einreiben.

Bunter Heringssalat

1 Portion enthält:
369 Kilokalorien
22 g Eiweiß
26 g Fett
11 g Kohlenhydrate
3 g Ballaststoffe
62 µg Jod

Zutaten für 1 Portion:
1 Salzheringsfilet (80 g), $1/2$ kleine Zwiebel (30 g), $1/2$ kleiner Apfel (50 g), 1 Stück Staudensellerie (50 g), 1 Gewürzgurke (30 g), $1/2$ gekochtes Ei (30 g), 2 EL saure Sahne (10 % Fett), 2 EL Milch (1,5 % Fett), $1/2$ TL Pfeffer, Kapern und Kresse zum Garnieren

Zubereitungszeit: etwa 40 Minuten, Foto auf Seite 64/65

- Das Salzheringsfilet einige Zeit wässern, dann in mundgerechte Stücke schneiden.
- Die Zwiebel schälen und in Ringe schneiden, den Apfel und den Staudensellerie waschen. Den Apfel vom Kerngehäuse befreien und in schmale Spalten schneiden. Anschließend den Sellerie, die Gurke und das Ei in Scheiben schneiden.
- Die saure Sahne und die Milch zusammen mit dem Pfeffer zu einem Dressing verrühren.
- Das Dressing mit den Heringsstücken, Zwiebelringen, Apfelstücken, Staudensellerie und den Gurkenstücken vermischen. Mit den Eischeiben, den Kapern und der Kresse garnieren.

Tipp:
Servieren Sie den Heringssalat zu getoastetem Vollkornbrot oder zu Vollkorntoast.

Thunfischsalat

1 Portion enthält:
326 Kilokalorien
26 g Eiweiß
23 g Fett
5 g Kohlenhydrate
2 g Ballaststoffe
41 µg Jod

Zutaten für 1 Portion:
100 g Thunfisch im eigenen Saft (aus der Dose), $1/2$ gelbe Paprikaschote (40 g), 1 Stück Salatgurke (40 g), $1/2$ kleine blaue Zwiebel (30 g), 1 TL Essig, 1 TL Maiskeimöl, $1/2$ TL fluoridiertes Jodsalz, $1/2$ TL Pfeffer

Zubereitungszeit: etwa 20 Minuten

- Den Thunfisch abgießen und zerpflücken.
- Das Gemüse putzen, waschen und in kleine Würfel schneiden.
- Die Zwiebel schälen und ebenfalls klein schneiden.
- Aus dem Essig und dem Öl eine Marinade herstellen. Mit dem Salz und dem Pfeffer abschmecken.
- Die Salatzutaten vermengen und die Marinade unterrühren.

Gemischte Fischplatte

1 Portion enthält:
405 Kilokalorien
38 g Eiweiß
15 g Fett
30 g Kohlenhydrate
3 g Ballaststoffe
89 µg Jod

Zutaten für 1 Portion:
50 g Krabben (Konserve), 1 EL Naturjoghurt (3,5 % Fett), 1 TL Kräuteressig, $1/2$ TL Senf, $1/2$ TL fluoridiertes Jodsalz, $1/2$ TL Pfeffer, 2 Zweige Dill, 50 g geräucherter Lachs, 50 g geräucherte Makrele, $1/2$ TL Meerrettich, 1 EL Frischkäse (50 % Fett), 2 Scheiben Vollkorntoastbrot

Zubereitungszeit: etwa 20 Minuten

- Die Krabben abtropfen lassen, mit dem Joghurt, dem Essig, dem Senf und den Gewürzen vermengen. Den Dill waschen, fein hacken und über die Krabben streuen.
- Den Lachs und das Makrelenfilet auf einem Teller anrichten, den Meerrettich und den Frischkäse miteinander verrühren, in eine kleine Schale füllen und zu dem Fisch reichen.
- Die Toastscheiben toasten und gleich zu der Fischplatte servieren.

Marinierte Feinschmeckerspieße

1 Portion enthält:
324 Kilokalorien
16 g Eiweiß
26 g Fett
7 g Kohlenhydrate
3 g Ballaststoffe
60 µg Jod

Zutaten für 1 Portion:

Für die Spieße:
2 Cocktailtomaten, 1 Stück Salatgurke (30 g), 30 g Mozzarella, 1 TL Butter, $1/2$ Knoblauchzehe, 2 Königscrevetten (frisch/tiefgekühlt), $1/2$ gelbe Paprikaschote, 1 Stück Avocado (20 g), 1 TL Zitronensaft

Für die Marinade:
2 TL Olivenöl, 1 TL Zitronensaft, 1 EL gehackte Kräuter, $1/2$ Zwiebel (30 g)

Zubereitungszeit: etwa 30 Minuten, Foto unten
Marinierzeit: 30 Minuten

- Das Gemüse waschen, die Salatgurke und den Mozzarella in finger-dicke Scheiben schneiden.
- Den Knoblauch schälen und in kleine Würfel schneiden. Die Butter erhitzen und die Knoblauchwürfel darin anschwitzen.
- Die Königscrevetten von jeder Seite 1 Minute braten.
- Die Paprika von den weißen Trennwänden und Kernen befreien und in kleine Stücke schneiden. Die Avocado schälen und in zwei Spalten teilen, sofort mit dem Zitronensaft beträufeln.
- Alle Zutaten abwechselnd auf zwei Spieße stecken.
- Für die Marinade das Öl mit dem Zitronensaft, Salz, Pfeffer und ge-hackten Kräutern verrühren. Die Zwiebel schälen, fein hacken und unter die Marinade rühren.
- Das Ganze über die Spieße gießen und eine halbe Stunde gut durch-ziehen lassen.

Tipp
Reichen Sie die Spieße mit frischem Vollkornbaguette oder Sonnen-blumenkerntoast.

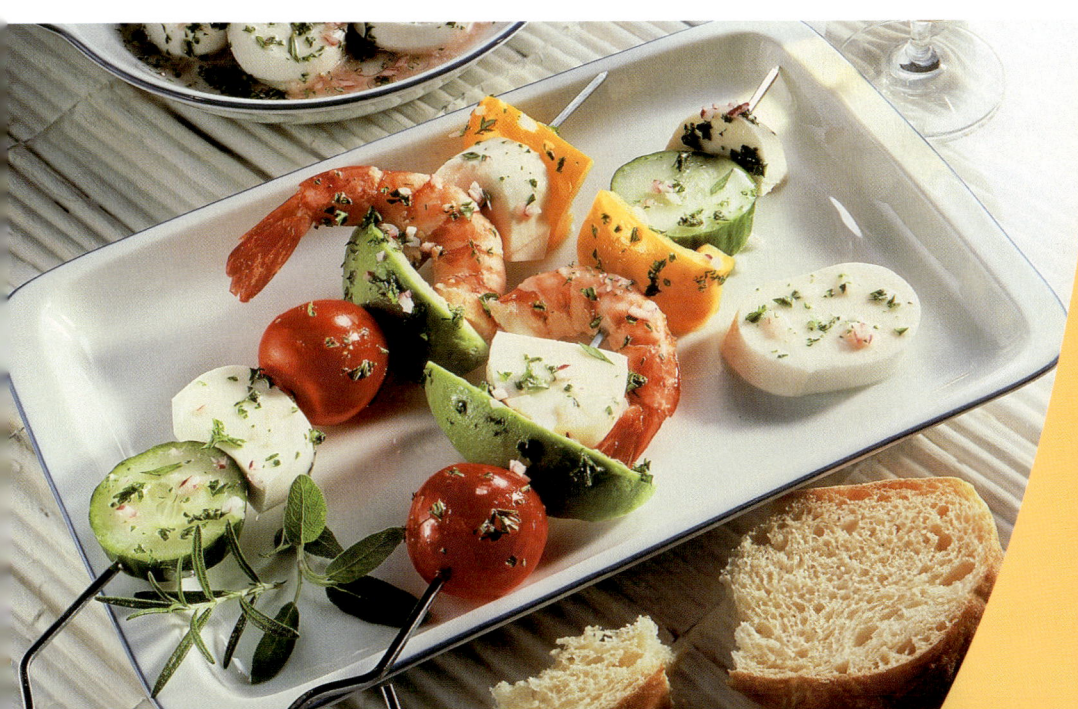

ABWECHSLUNGSREICHE ABENDESSEN

Neptunplatte

1 Portion enthält:
313 Kilokalorien
25 g Eiweiß
21 g Fett
5 g Kohlenhydrate
1 g Ballaststoffe
88 µg Jod

Zutaten für 1 Portion:
1 TL Butter, 2 Calamares-Ringe (ca. 25 g), $1/2$ kleine Knoblauchzehe, 2 Königscrevetten (frisch/tiefgekühlt), $1/2$ kleine Zwiebel, 1 Stück Zitrone (10 g), 40 g Matjesfilet, 2 Krebsfleischsticks (20 g), 2 EL Crème fraîche, 1 EL Milch (1,5 % Fett), 1 Zweig Dill

Zubereitungszeit: etwa 30 Minuten

- Die Butter in einer beschichteten Pfanne erhitzen und die Calamares-Ringe darin anbraten. Danach auf einem Küchenkrepp abtropfen lassen.
- Die Knoblauchzehe schälen und in kleine Würfel schneiden, die Würfel in die restliche Butter geben und die Crevetten von jeder Seite 1 Minute anbraten.
- Die Zwiebel schälen und in Ringe schneiden. Die Zitrone in dünne Scheiben schneiden.
- Die Calamares, die Crevetten, die Matjesfiletstücke und die fertigen Krebsfleischsticks auf einem Teller anrichten, mit Zwiebelringen, Zitronenscheiben und Dillzweig garnieren.
- Die Crème fraîche mit der Milch verrühren und mit Salz und Pfeffer abschmecken.

Tipp

Variieren Sie nach Belieben die Zutaten. Gut geeignet sind auch kleine Nordseekrabben in Knoblauchcreme, geräucherte Makrelenfilets, Heringsfilets in Aspik oder Rollmöpse.

Fischfrikadellen

<table>
<tr><td>1 Portion enthält:</td></tr>
</table>

1 Portion enthält:
- 201 Kilokalorien
- 21 g Eiweiß
- 11 g Fett
- 11 g Kohlenhydrate
- 2 g Ballaststoffe
- 111 µg Jod

Zutaten für 1 Portion:
80 g Kabeljaufilet, 1 TL Zitronensaft, $^1/_2$ TL fluoridiertes Jodsalz, 1 TL Dijonsenf, 1 TL Tomatenmark, 1 EL Semmelbrösel (10 g), 1 EL Magerquark (20 g), 2 Zweige Dill, $^1/_2$ TL Sesamsamen, $^1/_2$ TL weißer Pfeffer, $^1/_2$ kleine Zwiebel, etwas Weizenmehl zum Bemehlen, 1 TL Sojaöl

Zubereitungszeit: etwa 30 Minuten
Ruhezeit: 30 Minuten

■ Das Kabeljaufilet mit Zitronensaft säuern, salzen und durch den Fleischwolf geben.

■ Die Kabeljaumasse mit Senf, Tomatenmark, Semmelbrösel und dem Quark gründlich vermengen.

■ Den Dill waschen und zupfen. Dill, trocken angeröstete Sesamsamen, Pfeffer und fein gewürfelte Zwiebeln zur Masse geben.

■ Die Masse im Kühlschrank abgedeckt ruhen lassen. Aus der Masse eine Frikadelle formen, bemehlen und in heißem Öl von jeder Seite braten, bis die Kruste schön braun ist.

Tipp

Die Fischfrikadellen schmecken auch kalt sehr lecker, z. B. als Fischburger mit mittelscharfem Senf auf Sonnenblumenkernbrötchen (Rezept siehe Seite 42).

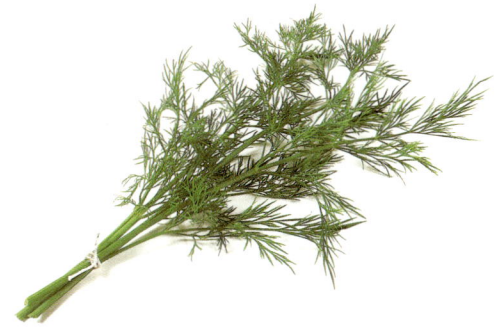

Pizza Meeresfrüchte

1 Portion enthält:
564 Kilokalorien
36 g Eiweiß
20 g Fett
57 g Kohlenhydrate
6 g Ballaststoffe
104 µg Jod

Zutaten für 1 Portion:

Für den Teig:
40 g Weizenvollkornmehl, 40 g Weizenmehl, 5 g Hefe, 2–3 EL warmes Wasser, $1/2$ TL Jodsalz, 1 TL Butter

Für den Belag:
60 g Frutti di mare (tiefgekühlt), 3 Riesengarnelen (tiefgekühlt, 30 g), 1 EL Zitronensaft, $1/2$ kleine Knoblauchzehe, 6 Blätter Basilikum, 2 EL passierte Tomaten, $1/2$ TL Pfeffer, $1/2$ TL Paprika, $1/2$ TL Jodsalz, je $1/2$ TL Oregano, Thymian und Majoran, 40 g Mozzarella, 1 TL Olivenöl

Zubereitungszeit: etwa 60 Minuten, Foto rechts
Ruhezeit: etwa 45 Minuten

■ Das Mehl in eine Schüssel sieben. Die Hefe in eine Vertiefung bröckeln und mit dem Wasser verrühren, mit etwas Mehl bedecken und 15 Minuten an einem warmen Ort gehen lassen. Danach das Salz und die Butter zugeben und einen glatten Hefeteig herstellen. Zugedeckt nochmals 30 Minuten gehen lassen. Den Teig zu einem runden Pizzaboden ausrollen und auf ein gefettetes Blech legen.

■ Den Backofen auf 220 °C Ober- und Unterhitze (Umluft 200 °C, Gas Stufe 4) vorheizen.

■ Die aufgetauten Meeresfrüchte waschen und mit dem Zitronensaft beträufeln. Den Knoblauch schälen und fein hacken. Das Basilikum waschen und klein schneiden. Den Knoblauch und zwei Drittel des Basilikums in die Tomaten rühren. Mit den Gewürzen abschmecken, den Teig damit bestreichen und die Meeresfrüchte darauf geben.

■ Die Pizza mit dem in Scheiben geschnittenen Mozzarella belegen. Das Olivenöl über die Pizza träufeln und in den vorgeheizten Backofen schieben. Die Pizza 20 Minuten backen und vor dem Servieren mit dem restlichen Basilikum bestreuen.

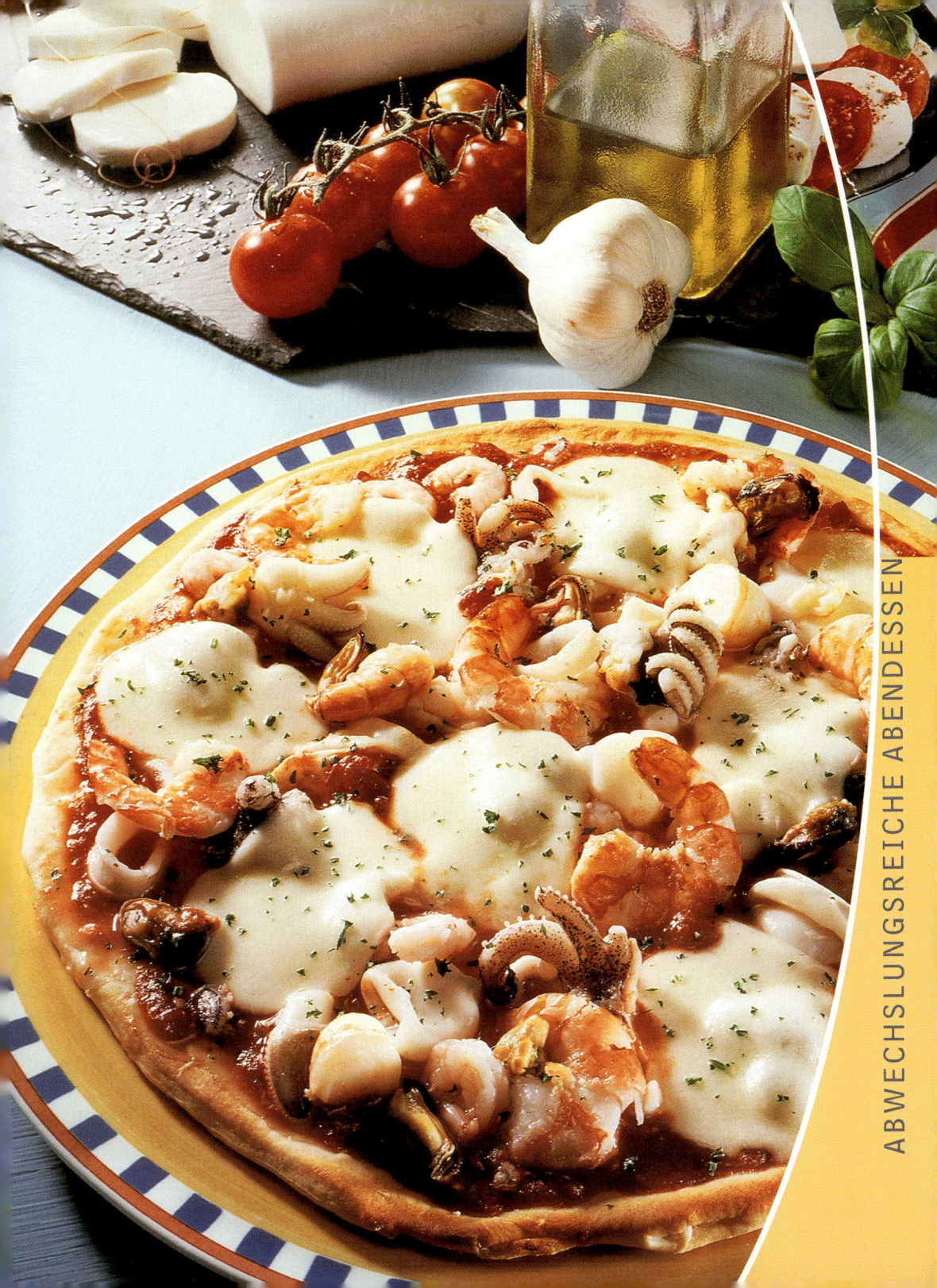

Kartoffel-Brokkoli-Lachsgratin

1 Portion enthält:
405 Kilokalorien
24 g Eiweiß
22 g Fett
26 g Kohlenhydrate
5 g Ballaststoffe
45 µg Jod

Zutaten für 1 Portion:
2 mittelgroße Kartoffeln (150 g), $\frac{1}{2}$ TL fluoridiertes Jodsalz, 50 g Brokkoli (tiefgekühlt), 1 Scheibe geräucherter Lachs (20 g), $\frac{1}{2}$ TL Sonnenblumenöl, 2 EL Milch (1,5 % Fett), 2 EL Schlagsahne (30 % Fett), $\frac{1}{2}$ kleines Ei, 1 mitteldicke Scheibe Edamer (45 % Fett i. Tr., 40 g), $\frac{1}{2}$ TL Pfeffer

Zubereitungszeit: etwa 40 Minuten

- Die Kartoffeln als Pellkartoffeln garen.
- Den Brokkoli im Salzwasser bissfest kochen.
- Den Lachs in schmale Streifen schneiden.
- Den Backofen auf 200 °C Ober- und Unterhitze (Umluft 180 °C, Gas Stufe 3) vorheizen.
- Eine Auflaufform mit dem Öl einpinseln. Die Kartoffeln schälen und in Scheiben schneiden, den Brokkoli in kleine Röschen zerteilen und gemeinsam mit den Kartoffelscheiben und den Lachsstreifen in die Auflaufform schichten.
- Die Milch, die Sahne und das Ei verquirlen und mit dem Pfeffer abschmecken. Die Masse über die Kartoffeln gießen. Den Käse in schmale Streifen schneiden und über das Gratin legen. Im Backofen 10 bis 15 Minuten überbacken, bis das Ei gestockt ist.

Tipp

Sie verkürzen die Garzeit der Kartoffeln, wenn Sie einen Dampfdrucktopf verwenden. Kartoffeln sind darin bereits nach 10 Minuten gar.

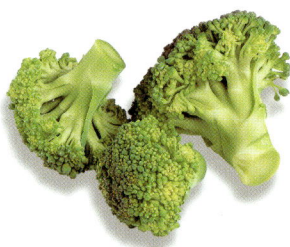

Grünes Garnelenpfännchen

1 Portion enthält:
279 Kilokalorien
24 g Eiweiß
15 g Fett
5 g Kohlenhydrate
8 g Ballaststoffe
97 µg Jod

Zutaten für 1 Portion:

1 Stück Lauch (100 g), 100 g Brokkoli (tiefgekühlt), 50 g Blattspinat (tiefgekühlt), $\frac{1}{2}$ kleine Knoblauchzehe, 5 kleine Champignons (50 g), 1 TL Olivenöl, $\frac{1}{2}$ TL fluoridiertes Jodsalz, $\frac{1}{2}$ TL Pfeffer, $\frac{1}{2}$ TL Cayennepfeffer, 2 EL trockener Weißwein, 4 EL Garnelen aus dem Glas (40 g), 1 Scheibe Gouda (45 % Fett i. Tr., 30 g)

Zubereitungszeit: etwa 30 Minuten

- Den Lauch waschen und in halbe Ringe schneiden.
- Den Brokkoli und den Spinat auftauen lassen.
- Die Knoblauchzehe schälen und in kleine Würfel schneiden. Die Champignons waschen, putzen und in schmale Scheiben schneiden.
- Den Brokkoli in wenig Wasser bissfest garen. Das Öl in einer beschichteten Pfanne erhitzen und die Knoblauchwürfel darin andünsten, den Lauch, den Spinat und die Champignons dazugeben und mitdünsten. Mit dem Wein ablöschen, kurz köcheln lassen und mit den Gewürzen abschmecken.
- Die Brokkolistücke vorsichtig unter das Gemüse mischen und die Garnelen kurz in dem Gemüse erwärmen. Den Käse in kleine Würfel schneiden und über das Pfännchen streuen. Sofort servieren.

Tipp

Genießen Sie zum Garnelenpfännchen gebackene Gnocchi. Gnocchi gibt es fix und fertig im Handel zu kaufen. Diese in einer beschichteten Pfanne kurz in einem Teelöffel Olivenöl backen.

ABWECHSLUNGSREICHE ABENDESSEN

Thunfisch-Garnelen-Sülze

1 Portion enthält:

288 Kilokalorien
35 g Eiweiß
12 g Fett
9 g Kohlenhydrate
3 g Ballaststoffe
108 µg Jod

Zutaten für 1 Portion:

$2^1/_2$ Blatt weiße Gelatine, 150 ml Gemüsebrühe, 60 g Thunfisch (aus der Dose),
60 g Garnelen (tiefgekühlt), $^1/_2$ gelbe Paprikaschote (40 g), 30 g Erbsen (tiefgekühlt),
2 TL Zitronensaft, $^1/_2$ TL fluoridiertes Jodsalz, $^1/_2$ TL weißer Pfeffer

Zubereitungszeit: etwa 45 Minuten
Kühlzeit: 2 Stunden

■ Die Gelatine in kaltem Wasser einweichen. Die Gemüsebrühe zum
Kochen bringen. Den Thunfisch in kleine Stücke schneiden und in der
leicht köchelnden Brühe gar ziehen lassen. Die Fischstücke herausnehmen und abkühlen lassen.

■ Die Paprikaschote putzen, waschen und in kleine Stücke schneiden.
Die Erbsen auftauen lassen. Das Gemüse in der Gemüsebrühe bissfest garen.

■ Die Gemüsebrühe abgießen und die eingeweichte und ausgedrückte
Gelatine darin unter Rühren auflösen, mit Zitronensaft, Salz und
Pfeffer würzen.

■ Etwas von der Brühe in ein kleines, hohes Gefäß (ca. 9 x 9 cm)
gießen, leicht gelieren lassen. Die Fischstücke und die Garnelen darauf legen und wieder mit etwas Brühe bedecken. Auf die gleiche Art
Gemüse einschichten und mit der Brühe abschließen.

■ Die Sülze mindestens 2 Stunden kalt stellen, stürzen und mit einem
scharfen Messer (oder elektrischen Messer) in etwa ein Zentimeter
dicke Scheiben schneiden.

Variante

Natürlich lässt sich die Sülze auch mit anderen festfleischigen
Fischen (z. B. Lachs) herstellen. Lecker schmecken auch Pilze in der
Sülze.

ABWECHSLUNGSREICHE ABENDESSEN

Milchreis mit Apfelkompott

<table>
<tr><td>

1 Portion enthält:

518 Kilokalorien
16 g Eiweiß
9 g Fett
92 g Kohlenhydrate
4 g Ballaststoffe
28 µg Jod

</td></tr>
</table>

Zutaten für 1 Portion:

Für den Milchreis:
$1/4$ l Milch (1,5 % Fett), 2 gehäufte EL
Milchreis (40 g), 1 Prise fluoridiertes Jodsalz, $1/2$ Vanillestange, 1 EL Zucker,
$1/2$ kleines Ei (30 g)

Für das Apfelkompott:
1 mittelgroßer Apfel (150 g),
100 ml Fruchtsaft, 1 TL Zucker,
1 Prise Zimt, 1 Nelke

Zubereitungszeit: etwa 30 Minuten

- Die Milch, den Reis, das Salz und die aufgeritzte Vanilleschote in einem kalt ausgespülten Topf zum Kochen bringen.
- Den Reis bei kleiner Hitze langsam gar kochen und gut ausquellen lassen, unnötiges Rühren dabei vermeiden.
- In der Zwischenzeit den Apfel schälen und in schmale Spalten schneiden. Mit dem Zitronensaft, dem Apfelsaft, dem Zucker und den Gewürzen in einen Topf geben und gar dünsten.
- Nach 15- bis 20-minütiger Quellzeit den Milchreis mit dem Zucker abschmecken, die Vanilleschote herausnehmen und das Ei unterziehen.
- Den Milchreis zusammen mit dem Apfelkompott servieren.

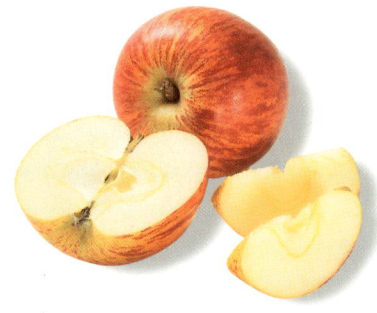

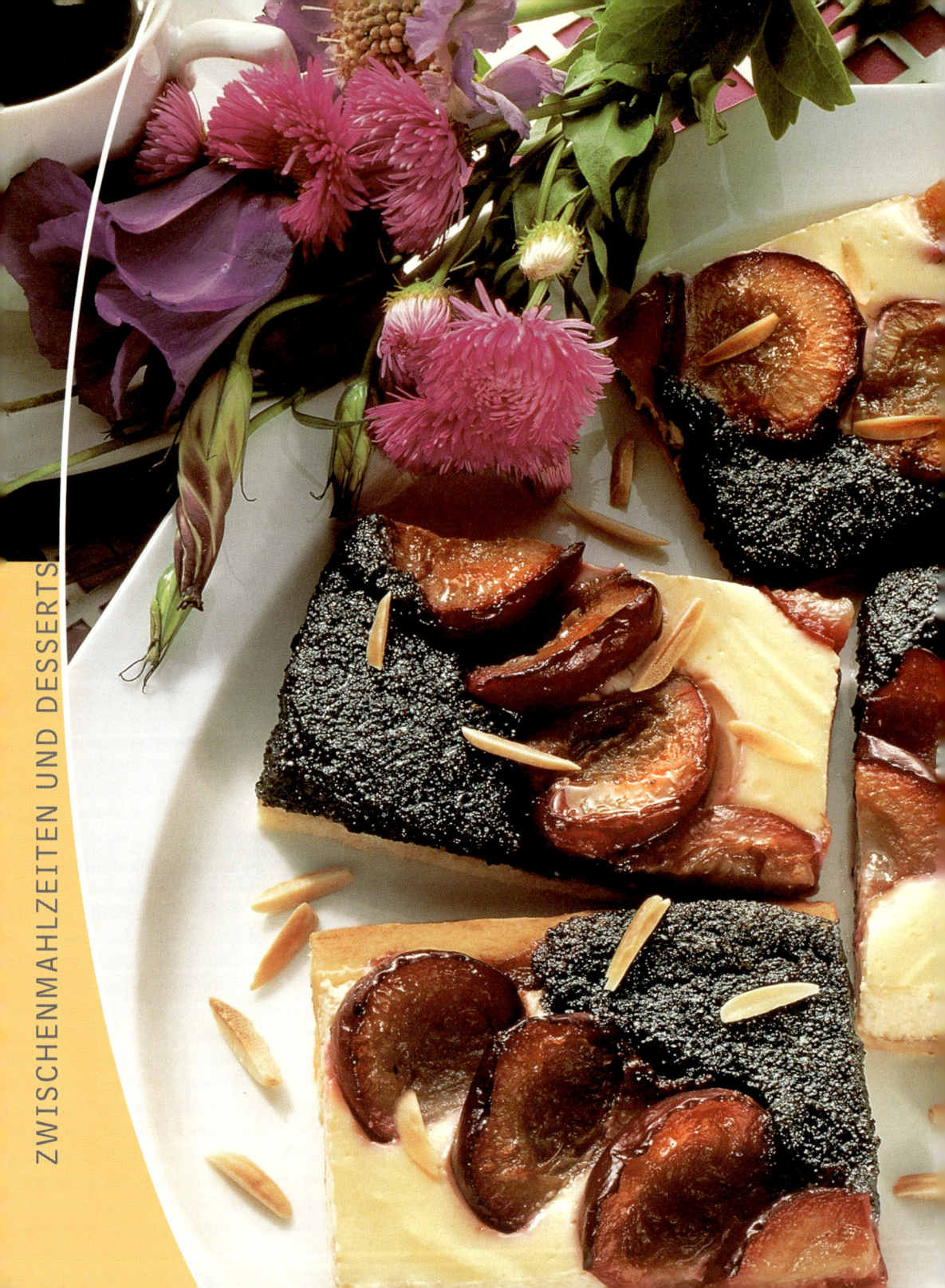

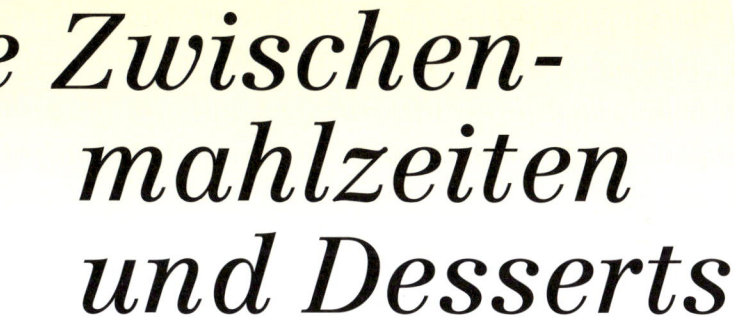

Süße Zwischen-
mahlzeiten
und Desserts

Für die süßen Stunden des Lebens finden
Sie auf den folgenden Seiten einige Anre-
gungen. Wie wär's zwischendurch mit
leckeren Knusperwaffeln oder einem erfri-
schenden Erdbeereis? Die Verwendung von
Milch und Vollkornprodukten sorgen bei
diesen Rezepten für die Zufuhr des lebenswichtigen Jods.
Kombiniert mit frischem, knackigem Obst
wird Ihre Zwischenmahlzeit zum vitaminreichen Energiespender.

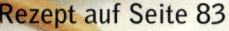

Rezept auf Seite 83

Zwetschgendatschi

1 Stück enthält:
183 Kilokalorien
5 g Eiweiß
3 g Fett
33 g Kohlenhydrate
3 g Ballaststoffe
3 µg Jod

Zutaten für 18 Stücke:
250 g Weizenvollkornmehl, 250 g Weizenmehl (Type 405), $1/2$ Würfel Hefe (20 g), 75 g Zucker, $1/2$ TL fluoridiertes Jodsalz, $1/4$ l lauwarme Milch (1,5 % Fett), 45 g Butter, 1 TL Butter zum Fetten des Bleches, 5 Zwiebäcke, 1,5 kg Zwetschgen

Zubereitungszeit: etwa 75 Minuten
Ruhezeit für den Teig: 45 Minuten

- Die beiden Mehle in eine Schüssel sieben, in die Mitte eine Vertiefung drücken und die Hefe hineinbröckeln. Den Zucker und das Salz dazugeben und mit etwas Mehl zu einem Vorteig verrühren. Diesen an einem warmen Ort 15 Minuten gehen lassen.
- In der Zwischenzeit die Zwetschgen waschen, halbieren, entkernen und vierteln.
- Die Milch und die Butter zu dem Teig geben und mit den Knethacken des Handrührgerätes zu einem glatten Teig verkneten. Nochmals 30 Minuten gehen lassen.
- Das Backblech mit der Butter einfetten, den Backofen auf 200 °C Ober- und Unterhitze (Umluft 180 °C, Gas Stufe 3) vorheizen.
- Den Teig auf das Backblech ausrollen, die Zwiebäcke darauf zerbröseln und die Zwetschgen schuppenförmig auf den Teig setzen. Im vorgeheizten Ofen 35 Minuten backen.

Tipp

Servieren Sie den Zwetschgendatschi noch warm und genießen Sie dazu frisch geschlagene Sahne.

Blechkuchen mit Obst

<table>
<tr><td>1 Stück enthält:</td></tr>
<tr><td>242 Kilokalorien</td></tr>
<tr><td>9 g Eiweiß</td></tr>
<tr><td>8 g Fett</td></tr>
<tr><td>33 g Kohlenhydrate</td></tr>
<tr><td>4 g Ballaststoffe</td></tr>
<tr><td>6 µg Jod</td></tr>
</table>

Zutaten für 20 Stücke:

Für den Teig:
250 g Weizenvollkornmehl, 250 g Weizenmehl, 1 Pck. Trockenhefe, 45 g Zucker,
1 Prise Jodsalz, $1/4$ ml lauwarme Milch
(1,5 % Fett), 1 Ei, 60 g Butter

Für den Belag:
2 Eier, 250 g Magerquark, 1 Msp.
Zitronenschale, 1 Pck. Vanillezucker,
45 g Zucker, 1 EL Stärke, 350 ml Milch
(3,5 % Fett), 80 g Weizengrieß,
75 g gemahlenen Mohn, 30 g Zucker,
750 g Pflaumen, Aprikosen oder Äpfel

Zubereitungszeit: etwa 2 Stunden, Foto Seite 80/81
Ruhezeit: 40 Minuten

- Das Mehl in eine Schüssel sieben, die Hefe, den Zucker und das Salz untermischen. Die Milch dazugeben. Das Ei und die Butter untermengen, den Teig an einem warmen Ort 40 Minuten gehen lassen.
- Für den Belag die Eier trennen. Den Quark in eine Schüssel geben, Eigelb, die Zitronenschale, den Vanillezucker, den Zucker und die Stärke dazugeben und verrühren.
- Das Eiweiß steif schlagen und den Eischnee vorsichtig mit einem Schneebesen unter die Quarkmasse heben.
- Aus der Milch und dem Grieß bei mittlerer Hitze einen Grießbrei kochen. Den Mohn und den Zucker einstreuen.
- Die Pflaumen waschen, längs einschneiden und entsteinen.
- Den Backofen auf 200 °C Ober- und Unterhitze (Umluft 180 °C, Gas Stufe 3) vorheizen.
- Den Teig auf einem gefetteten Backblech ausrollen. Die Quarkmasse, die Mohnmasse und die Pflaumen diagonal abwechselnd in Reihen auf dem Teig verteilen. Den Kuchen im vorgeheizten Ofen 40 Minuten backen.

ZWISCHENMAHLZEITEN UND DESSERTS

Pudding-Beeren-Teilchen

1 Teilchen enthält:
260 Kilokalorien
6 g Eiweiß
12 g Fett
31 g Kohlenhydrate
3 g Ballaststoffe
6 µg Jod

Zutaten für 12 Teilchen:

Für den Teig:
125 g Weizenvollkornmehl, 125 g Weizenmehl (Type 405), 125 g Butter, 75 g Zucker, 1 TL Zimt, 1 Ei, 1 Prise fluoridiertes Jodsalz

Für die Füllung:
1 Pck. Vanillepuddingpulver, 30 g Zucker, $1/_2$ l Milch (1,5 % Fett), 2 TL Butter für die Förmchen, 150 g Naturjoghurt (1,5 % Fett), 500 g gemischte Beeren (Erdbeeren, Himbeeren, Stachelbeeren), 25 g geröstete Mandelblättchen

Zubereitungszeit: etwa 60 Minuten
Ruhezeit für den Teig: 30 Minuten

- Das gesamte Mehl in eine Schüssel sieben und mit den übrigen Zutaten zu einem glatten Teig verkneten. Den Teig 30 Minuten kalt stellen.
- Den Backofen auf 200 °C Ober- und Unterhitze (Umluft 180 °C, Gas Stufe 3) vorheizen.
- Den Vanillepudding nach Packungsanweisung zubereiten.
- Die Torteletteförmchen (10 cm Durchmesser) mit der Butter ausfetten. Den Teig $1/_2$ cm dick ausrollen, die Förmchen umgedreht auf den Teig legen und ringsherum abschneiden. Förmchen umdrehen und Teig in die Förmchen drücken. Mehrmals mit einer Gabel einstechen und im vorgeheizten Ofen 15 Minuten backen. Abkühlen lassen und aus den Förmchen stürzen.
- Den Joghurt unter den Vanillepudding heben und in die Förmchen füllen.
- Die Beeren waschen, putzen und auf der Creme verteilen. Mit den Mandelblättchen bestreut servieren.

Gefüllter Bratapfel

Zutaten für 1 Portion:
1 großer säuerlicher Apfel (200 g),
1 TL Butter, 1 EL gehackte Mandeln,
1 TL Rosinen, 1 EL Quittenmarmelade,
$\frac{1}{2}$ TL Zimt, $\frac{1}{2}$ TL Lebkuchengewürz

Zubereitungszeit: etwa 30 Minuten, Foto unten

- Den Backofen auf 200 °C Ober- und Unterhitze (Umluft 180 °C, Gas Stufe 3) vorheizen.
- Die Butter in einem kleinen Topf schmelzen und die Mandeln, die Rosinen und die Gewürze darin andünsten.
- Die Quittenmarmelade dazugeben und kurz mitdünsten.
- Aus dem Apfel das Kerngehäuse ausstechen und die Masse einfüllen.
- Im Backofen 10 bis 15 Minuten backen und heiß servieren.

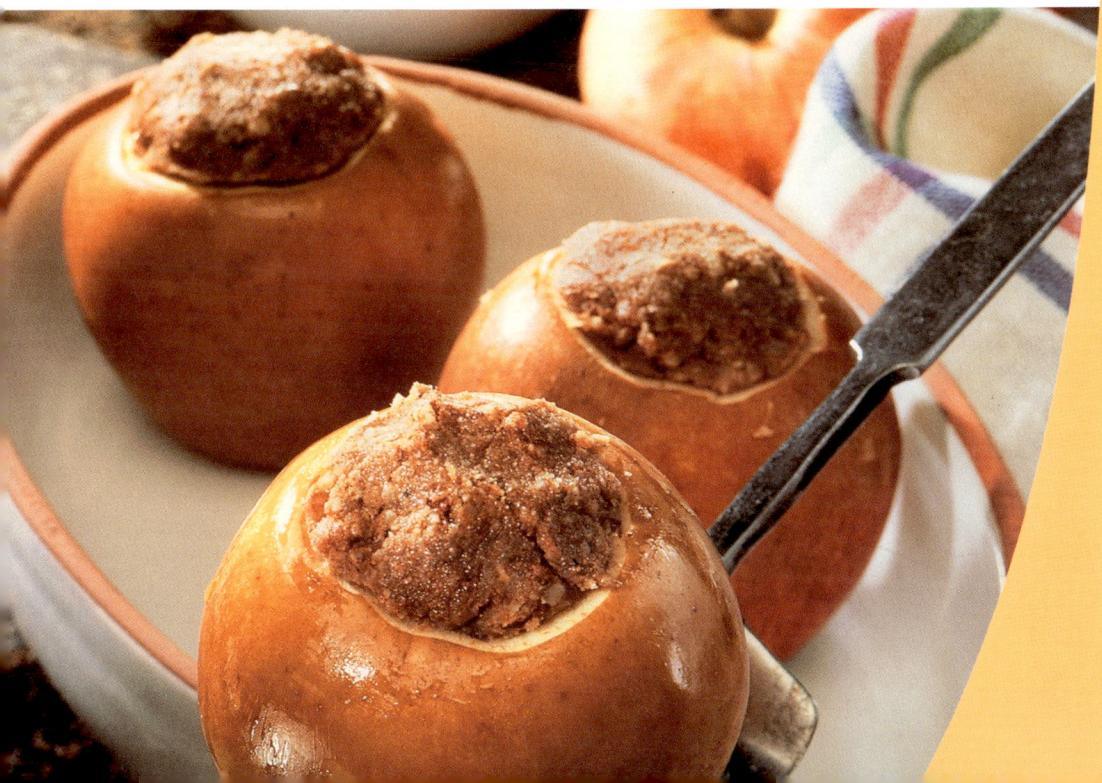

ZWISCHENMAHLZEITEN UND DESSERTS

Knusperwaffeln

1 Portion enthält:
676 Kilokalorien
17 g Eiweiß
44 g Fett
54 g Kohlenhydrate
6 g Ballaststoffe
13 µg Jod

Zutaten für 1 Portion:
2 EL Butter (30 g), 1 Eigelb, 1 EL Zucker,
4 EL Kefir (3,5 % Fett), 60 g Weizenvollkornmehl, 1 Msp. Zitronenschale,
1 Eiweiß, 2 TL Sonnenblumenöl

Zubereitungszeit: etwa 30 Minuten

■ Die Butter, das Eigelb und den Zucker mit den Quirlen des Hand-
rührgerätes schaumig schlagen.
■ Den Kefir, das gesiebte Mehl und die Zitronenschale unterrühren.
■ Das Eiweiß steifschlagen und vorsichtig unterheben.
■ Den Teig in einem mit Sonnenblumenöl gefetteten Waffeleisen zu
zwei Waffeln backen.

Tipp

Reichen Sie zu den Waffeln mit Zimt abgeschmecktes Apfelmus.
Für frisch gekochtes Apfelmus rechnen Sie pro Portion einen großen
Apfel, zwei Esslöffel Apfelsaft, einen Teelöffel Zitronensaft, eine
halbe Zimtstange und einen Teelöffel Zucker.
Kochen Sie die kleingeschnittenen Apfelstücke im Apfel-Zitronen-
Saft. Geben Sie vor dem Aufkochen die Zimtstange und den Zucker
dazu. Am Ende der Garzeit die Zimtstange entfernen und das Ganze
mit dem Pürierstab durchmixen.

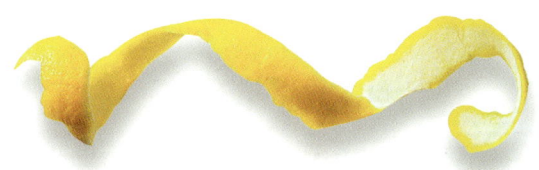

Cremiges Erdbeereis

1 Portion enthält:
317 Kilokalorien
2 g Eiweiß
10 g Fett
53 g Kohlenhydrate
2 g Ballaststoffe
5 µg Jod

Zutaten für 1 Portion:
60 ml Schlagsahne (30 % Fett),
1 Eigelb, 45 g Zucker, 120 g Erdbeeren,
1 EL Orangensaft

Zubereitungszeit: etwa 40 Minuten
Kühl- bzw. Gefrierzeit: 3 Stunden

- Die Sahne in einem kleinen Topf erhitzen. Einmal aufkochen lassen und vom Herd nehmen.
- Das Eigelb und den Zucker mit den Schneebesen des Handrührgeräts cremig schlagen. Nach und nach unter ständigem Rühren die heiße Sahne angießen.
- Die Mischung wieder in den Topf geben und bei schwacher Hitze unter Rühren 5 Minuten eindicken lassen. Nicht zum Kochen bringen, sonst gerinnt die Masse.
- In eine Schüssel geben und abkühlen lassen. Dabei gelegentlich umrühren.
- Die Erdbeeren waschen. Das Fruchtfleisch und den Orangensaft mit dem Pürierstab mixen. Das Obstpüree in die abgekühlte Creme rühren und in eine flache Schale gießen.
- Abgedeckt gefrieren lassen. In eine Schüssel geben, mit dem Handrührgerät glatt rühren und wieder in die Schale gießen. Nochmals gefrieren lassen.

Tipp

Achten Sie beim Umrühren der Sahne während des Abkühlens darauf, dass das an den Wänden entstandene Eis gleichmäßig in der Masse verteilt wird. Das Erdbeereis bekommt so eine wunderbar cremige Konsistenz!
Verwenden Sie anstatt Erdbeeren zur Abwechslung auch andere Früchte, je nach Vorliebe. Lecker schmecken auch Bananen, Himbeeren, Brombeeren, Heidelbeeren, Mango, Melone oder Kirschen.

ZWISCHENMAHLZEITEN UND DESSERTS

Schlemmermüsli

1 Portion enthält:
390 Kilokalorien
10 g Eiweiß
13 g Fett
54 g Kohlenhydrate
12 g Ballaststoffe
16 µg Jod

Zutaten für 1 Portion:
1 Mandarine (50 g), 1 Kiwi (60 g),
1 kleine Banane (100 g), 1 EL Weizenkleie,
150 g Naturjoghurt (3,5 % Fett),
1 TL Zucker, 1 EL Kokosflocken,
1 EL Cornflakes

Zubereitungszeit: etwa 20 Minuten

- Das Obst schälen und in kleine Stücke schneiden.
- Die Weizenkleie, den Zucker und den Joghurt miteinander verrühren. Die Obststücke vorsichtig unterheben.
- Die Cornflakes und die Kokosflocken darüberstreuen und sofort servieren.

Tipp

Beachten Sie, dass Kiwis bei Kontakt mit Milchprodukten einen bitteren Geschmack entwickeln, deshalb das Müsli gleich genießen.

Knackiges Beerendessert

1 Portion enthält:
332 Kilokalorien
17 g Eiweiß
9 g Fett
41 g Kohlenhydrate
8 g Ballaststoffe
19 µg Jod

Zutaten für 1 Portion:
Je 2 gehäufte EL rote und schwarze
Johannisbeeren (50 g), 1 EL Weizenkeime,
1 EL Limonen- oder Zitronensaft,
1 EL Zucker, 100 g Speisequark
(20 % Fett), 100 g Naturjoghurt
(3,5 % Fett), 1 EL Cornflakes

Zubereitungszeit: etwa 15 Minuten

ZWISCHENMAHLZEITEN UND DESSERTS

- Die Johannisbeeren waschen und putzen.
- Die Weizenkeime mit dem Zitronensaft, dem Zucker, dem Quark und dem Joghurt in eine Schüssel geben und miteinander verrühren.
- Die Beerenfrüchte vorsichtig unterheben und mit den Cornflakes bestreuen, gleich servieren.

Bananenshake

1 Portion enthält:
276 Kilokalorien
10 g Eiweiß
11 g Fett
34 g Kohlenhydrate
3 g Ballaststoffe
22 µg Jod

Zutaten für 1 Portion:
$^1/_4$ l eiskalte Milch (3,5 % Fett), 1 kleine Banane, 1 TL Zitronensaft, $^1/_2$ TL Kokosraspeln, 1 Prise Zimt

Zubereitungszeit: etwa 10 Minuten

- Die Milch zur Hälfte in ein Mixglas geben.
- Die Banane schälen und in Stücke schneiden, zur Milch geben, den Zitronensaft darüber gießen und auf höchster Stufe gründlich pürieren.
- Die restliche Milch zugießen und nochmals kurz mixen.
- In ein Cocktailglas füllen, die Kokosraspeln mit dem Zimt vermischen und den Shake damit bestreuen.

Tipp

Tauchen Sie den Glasrand vor dem Befüllen mit dem Bananenshake in Zitronensaft und drehen Sie dann den Rand in der Kokosflocken-Zimt-Mischung.

ZWISCHENMAHLZEITEN UND DESSERTS

Service

Hier finden Sie Anschriften verschiedener Institutionen, Firmen und Verbände, an die Sie und Ihre Angehörigen sich wenden können, wenn Sie Fragen zu Ihrer Krankheit haben. Bei vielen Organisationen können Sie kostenlos Informationsmaterial anfordern. Zudem liefern wir Ihnen Tipps über Bücher, die sich mit dem Themenbereich Schilddrüsenerkrankungen befassen.

Adressen und Infos

Schilddrüsen-Liga Deutschland e.V., Frau Barbara Schulte, Ev. Krankenhaus Bad Godesberg, Waldstraße 73, 53117 Bonn, Tel.: (02 28) 3 86 90 60, Internet: www.Schilddruesenliga.de. Die Schilddrüsen-Liga Deutschland e. V. ist der Dachverband der Selbsthilfegruppen für Schilddrüsenkranke und deren Angehörige in Deutschland. Gegen die Einsendung von 5 DM in Briefmarken erhalten Sie ein großes Informationspaket der Organisation. Die Schilddrüsen-Liga veranstaltet regelmäßig Arzt-Patienten-Seminare.

Selbsthilfegruppen
Bochum: Erika Kaldemorgen (Morbus Basedow),
Tel.: (02 34) 49 33 62
Bonn: Barbara Schulte (Hashimoto-Thyreoiditis),
Tel.: (02 28) 3 77 92 87
Essen: Dagmar Euteneuer (Schilddrüsenkrebs),
Tel.: (02 01) 75 77 20
Essen: Kirsten Wosniack (Hypothyreose),
Tel.: (02 01) 8 71 84 51
Frankfurt am Main: Thea I. Mills (Schilddrüsenkrebs),
Tel.: (0 69) 62 49 67
Gelsenkirchen: Edelgard Wirtz (Morbus Basedow),
Tel.: (02 09) 51 31 11
Gera: Karin Mainka, Tel.: (03 65) 7 10 86 52
Gießen: Roswitha Klix, Tel.: (0 64 47) 64 14
Hamburg: Brigitte Haack (Morbus Basedow im Kindesalter),
Tel.: (0 40) 6 40 79 55

Hamburg: Margot Schmidt (Hashimoto-Thyreoiditis),
Tel.: (0 42 67) 95 33 88
Jena: Ursula Greger (Morbus Basedow),
Tel.: (0 36 41) 33 44 14
Leichlingen: Manuela Kuniewicz (Schilddrüsenkrebs),
Tel.: (0 21 75) 7 24 05
Mainz: Christiane Gerhardt, Tel.: (0 61 31) 9 36 80 30

Interessengemeinschaft Schilddrüsenkrebs e. V.,
Frau Dagmar Euteneuer, Dahnstraße 3, 45144 Essen,
Tel.: (02 01) 75 77 20

Schilddrüseninformationsdienst (SDID),
Bolongarostraße 82, 65929 Frankfurt am Main,
Tel.: (0 69) 31 40 53 24

Arbeitskreis Jodmangel, Organisationsstelle,
Postfach 1541, 64505 Groß-Gerau,
Tel.: (0 61 52) 4 00 21, Fax: (0 61 52) 8 17 88,
E-Mail: info@praxis-press.de,
Internet: www.Jodmangel.de

Forum Schilddrüse e. V., Potsdamer Str. 8, 10785 Berlin,
Frau Katrin Schmidt, Heimhuder Straße 70, 20148 Hamburg,
Tel.: (0 40) 41 70 95, Fax: (0 40) 41 47 84 50,
E-Mail: info@forum-schilddruese.de,
Internet: www.forum-schilddruese.de

Henning Berlin GmbH & Co., Service Schilddrüse,
Frau H. Micklausch,10898 Berlin, Tel.: (0 30) 25 75 20 00,
Fax: (0 30) 25 75 20 01, Internet: www.henning.de

Bundeszentrale für gesundheitliche Aufklärung (BZgA),
Ostmerheimer Straße 200, 51109 Köln,
Tel.: (02 21) 89 92 0, Fax: (02 21) 89 92 300.
Die Bundeszentrale für gesundheitliche Aufklärung ist eine staat-
liche Einrichtung, die sich vorwiegend der Prophylaxe von Krank-
heiten (u. a. Schilddrüsenkrankheiten) widmet.

S E R V I C E

Auswertungs- und Informationsdienst für Ernährung, Landwirt-
schaft und Forsten (AID) e.V.,
Friedrich-Ebert-Straße 3, 53177 Bonn,
Tel.: (02 28) 8 49 90, Fax: (02 28) 8 49 91 77,
E-Mail: aid@aid.de, Internet: www.aid.de.
Gegen Einsendung von 3 DM in Briefmarken erhalten Sie
die Broschüre »Jod – Kleine Menge – Große Wirkung«.

GDV Gütegemeinschaft Diät und Vollkost e.V., Frau Nadine Bal-
zani, Moorenstraße 80, 40225 Düsseldorf, Tel.: (02 11) 33 39 85,
Fax: (02 11) 31 76 91. Bei der GDV erhalten Sie gegen Einsendung von 6 DM in Briefmarken den Wegweiser »Speisen unterwegs
mit Genuss und Verstand« aller RAL-Gütezeichen-Betriebe (Res-
taurants, Hotels, Krankenhäuser etc.), die gesundheitsbewusste
Speisen sowie Diät- und Ernährungsberatung durch qualifziertes
Fachpersonal anbieten.

Ernährungsmedizinische Beratung:
Deutsches Institut für Ernährungsmedizin und Diätetik (D.I.E.T.),
Frau Birgit Bahnsen und Frau Klaudia Hörist, Kurbrunnenstraße 5,
52066 Bad Aachen, Tel.: (02 41) 6 08 08 30,
Fax: (02 41) 6 08 08 34, E-Mail: info@diet-aachen.de.

Verein zur Förderung der gesunden Ernährung und Diätetik
(VFED) e.V., Morillenhang 27, 52074 Aachen,
Tel.: (02 41) 50 73 00, Fax: (02 41) 50 73 11,
E-Mail: vfed@rmi.de, Internet: www.vfed.de.
Beim VFED e.V. erhalten Sie Anschriften von freiberuflich
tätigen Diät- und Ernährungsberatern in Ihrer Umgebung.

Deutsche Gesellschaft für Ernährung (DGE) e.V.,
Im Vogelsgesang 40, 60488 Frankfurt am Main,
Tel.: (0 69) 97 68 03 0, Fax: (0 69) 97 68 03 99,
Internet: www.dge.de.

Verband der Diätassistenten – Deutscher Bundesverband e.V.,
Postfach 105112, 40042 Düsseldorf,
Tel.: (02 11) 16 21 75, Fax: (02 11) 35 73 89,
E-Mail: vdd-duesseldorf@t-online.de, Internet: www.vdd.de.

Verband der Diplom Oecotrophologen e.V., Giershausener Weg 15a, 50767 Köln, Tel.: (02 21) 79 93 43, Fax: (02 21) 79 94 01, E-Mail: vdoe@netcologne.de, Internet: www.vdoe.de.

Beim Verband der Diplom Oecotrophologen (Oecotrophologie: Haushaltswissenschaft und Ernährungswissenschaft) erhalten Sie die Adressen und Telefonnummern von freiberuflich tätigen Diplom Oecotrophologen, falls Sie eine individuelle ernährungswissen- schaftliche Beratung wünschen.

Reformhaus Information, Waldstraße 6, 61440 Oberursel, Tel.: (0 61 72) 3 00 33 00, Fax: (0 61 72) 3 00 33 03, E-Mail: kontakt@neuform.de, Internet: www.Reformhaus.de.

Buchtipps

Wirksame Hilfe bei kranker Schilddrüse, P. Pfannenstiel/L.-A. Hotze, Trias Verlag, ISBN 3-89373-738-3, DM 19,80. Das offizielle Buch der Schilddrüsen-Liga Deutschland e.V. liefert alle wichtigen Informationen über Schilddrüsenerkrankungen.

Der große TRIAS-Ratgeber zur Schilddrüse, P. Pfannenstiel/L.-A. Hotze und W. Schwarz, Trias Verlag, ISBN 3-89373-517-8, DM 29,80. Das Buch des renommierten Schilddrüsenexperten Prof. Dr. med. Peter Pfannenstiel ist das Standardwerk der Patien- tenliteratur rund um das Thema Schilddrüse.

Ernährungslehre, W. Feldheim/R. Steinmetz, Kohlhammer Verlag, 4. Auflage, ISBN 3-17-014482-0, DM 32,00. Das Buch liefert interessante, allgemeinverständliche Informa- tionen über die aktuelle Ernährungswissenschaft und Grundlagen der Ernährung.

Mineralstoffe und Spurenelemente, H. Scholz, Thieme Hippokrates Enke, ISBN 9-783893-731275, DM 29,80. Das Buch gibt Infor- mationen über die Bedeutung der Mineralstoffe und enthält ein großes Kapitel über das lebensnotwendige Jod.

S E R V I C E

Verzeichnis der Rezepte

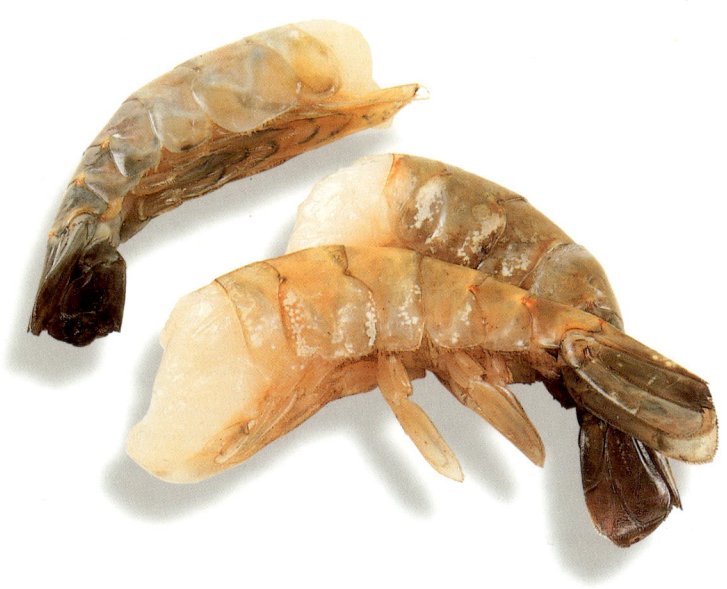

Die Autoren

Sven-David Müller ist Diätassistent, Diabetesberater der Deutschen Diabetes Gesellschaft, Medizinjournalist und erster Vorsitzender des Vereins zur Förderung der gesunden Ernährung und Diätetik (VFED) e.V. Derzeit ist er Geschäftsführer des Deutschen Instituts für Ernährungsmedizin und Diätetik (D.I.E.T.) in Bad Aachen. Christiane Pfeuffer ist als Diätassistentin an der Neurologischen Reha-Klinik in Bad Camberg tätig.

Wichtiger Hinweis

Die im Buch veröffentlichten Ratschläge und Rezepte wurden mit größter Sorgfalt von den Verfassern und vom Verlag erarbeitet und geprüft. Eine Garantie kann jedoch nicht übernommen werden. Ebenso ist eine Haftung der Verfasser bzw. des Verlages und seiner Beauftragten für Personen-, Sach- oder Vermögensschäden ausgeschlossen.

Bildnachweis:

Umschlagfoto: Gerhard Poggenpohl, Sigmarszell
Fotos: Aurora S. 80/81; Dr. Grandel S. 38/39, 40, 47; Kanne Brottrunk S. 85; Müller's Mühle S. 61; Saliter S. 48/49; Schneekoppe S. 53; Herbert Wirths PR S. 57, 64/65, 75; Zefa/Westhill S. 6; Zottarella S. 71.

Impressum

Die Deutsche Bibliothek – CIP-Einheitsaufnahme
Ein Titeldatensatz für diese Publikation ist bei Der Deutschen Bibliothek erhältlich.

Midena Verlag, München
© 2001 Weltbild Ratgeber Verlage GmbH & Co. KG

Projektleitung: Dr. Silke Bromm
Redaktion: Annette Barth
Umschlagkonzeption: Kontrapunkt, Kopenhagen
Innenlayout: Peter Engel, Grünwald
Satz: satz-studio gmbh, Bäumenheim
Reproduktion: Mayr Reprotechnik GmbH, Donauwörth
Printed in Germany

ISBN 3-310-00703-0